Un hígado feliz

Un hígado feliz

Descubre su conexión estratégica con el intestino y la microbiota

DRA. MARTA GONZÁLEZ-CORRÓ

alienta
EDITORIAL

Alienta es un sello editorial de Centro de Libros PAPF, SLU.
Av. Diagonal, 662-664
08034 Barcelona
www.planetadelibros.com

Primera edición: mayo de 2026
Depósito legal: B. 25.062-2026
ISBN: 978-84-1344-515-1
Composición: Realización Planeta
Impresión y encuadernación: Huertas Industrias Gráficas, S. A.
Printed in Spain - Impreso en España

PEFC Certificado
Este libro procede de bosques gestionados de forma sostenible
PEFC
PEFC/14-38-00305
www.pefc.es

Dedicado a mi madre,
el corazón más grande que conozco.
A ti, que me has alentado a perseguir
mis sueños y confiar en mí.
Te quiero

Sumario

Prólogo

En un momento de la historia de la medicina en que la ciencia se ha vuelto, más que una religión, un dogma, a menudo me pregunto en qué grupo de personas estaría yo en época de Galileo Galilei. ¿Sería de la mayoría que opinaba que la Tierra era plana y que Galilei era un científico loco? ¿Creería ciegamente en la teoría de Galileo? O quizá, con prudencia, pero con flexibilidad mental, me preguntaría: ¿Y si tiene razón?

Está claro que pensando siempre igual no se evoluciona. También que sin hacerse preguntas que lleven a cuestionar lo que se da por seguro, no hay progreso. Y eso es lo que debería hacer la ciencia, ¿verdad? Pues para que el avance se dé, alguien debe atreverse a pensar distinto o a aportar información nueva. En este caso, y con este libro, ese alguien es la doctora Marta González Corró.

Un día, Marta me dijo: «¿Cómo puede alguien vivir sin saber lo que es la microbiota?». Querida Marta, creo que no falta tanto para que no quede nadie sin saberlo. Y tú estás colaborando en ello. La microbiota, ese zoo que vive en nuestro interior, esa selva por explorar. Llena de vida, de conexiones, de potencial. Si ya son impresionantes las cosas que sabemos de ella, ¡no puedo ni imaginar lo que podemos llegar a descubrir!

También está ahí el hígado, ese gran almacén siempre activo recogiendo, almacenando, distribuyendo nutrientes y vitaminas y, a la vez, sirviéndonos de depuradora de tóxicos endógenos y exógenos, fábrica de bilis y de proteínas, filtro inmunológico, regulador de hormonas y pH... En este libro queda ligada de una manera clara, didáctica y para todos los públicos la estrecha relación entre la microbiota y el hígado. ¡Alguien tenía que hacerlo!

Marta, gracias por tu entusiasmo por aprender y divulgar, gracias por abrir puertas que nos llevan a avanzar y gracias por estas páginas. Deseo que llegue a mucha gente y sobre todo a aquellos que en su momento hubieran dicho: ¿Y si Galileo tiene razón?

MARTA MARTÍN MAIL,
hepatóloga

Introducción

Gracias a los avances de la ciencia, en las últimas décadas hemos comprendido que nuestra salud no depende sólo del buen funcionamiento de nuestros órganos de manera aislada, sino de la estrecha colaboración entre todos ellos.

Además, la microbiota intestinal se ha redefinido y ha pasado de considerarse un simple conjunto de microorganismos que habitan en nuestro aparato digestivo a verse como un «órgano» en sí mismo. Hoy sabemos que sus funciones afectan a múltiples sistemas, que se comunican a través de lo que se conoce como «ejes biológicos». Uno de ellos es el eje hígado-intestino-microbiota.

A pesar de que la microbiota se ha hecho popular y está de moda, todavía se habla poco de su estrecha relación con el hígado. Este libro es una invitación a adentrarte en el misterioso y a menudo ignorado eje hígado-intestino-microbiota, que orquesta funciones vitales, desde la detoxificación y el metabolismo de nutrientes hasta la modulación del sistema inmunológico y la influencia en tu bienestar emocional y en tu salud mental.

El eje hígado-intestino-microbiota es uno de los pilares fundamentales para una buena salud a largo plazo. Este eje representa la comunicación tridireccional entre el hígado, nuestro principal órgano detoxificador; el intestino, centro de la digestión y absorción de nutrientes, y la microbiota intestinal, el conjunto de millones de microorganismos que habitan en nuestro sistema digestivo. La conexión entre el intestino y el hígado se da a través de la vena porta, que transporta nutrientes y también productos de desecho y restos microbianos al hígado. Un desequilibrio de la microbiota puede provocar que sustancias nocivas para nosotros, como las endotoxinas y otros metabolitos, pasen a la sangre, favoreciendo una inflamación sistémica de bajo grado y enfermedades hepáticas como la esteatosis hepática no alcohólica.

¿Qué es la inflamación sistémica de bajo grado? ¿Debería preocuparnos? Si es la primera vez que lo oyes, debes saber que se trata de un tipo de inflamación leve, pero constante, que ocurre a nivel sistémico, es decir, en todo tu cuerpo. Funciona como una alarma de incendio que no deja de sonar en tono suave. A diferencia de la inflamación aguda, como cuando te tuerces un tobillo, no causa fiebre ni síntomas intensos como rubor, dolor o edema, pero está presente de forma continuada y genera un estado de alerta permanente. A largo plazo, contribuye al desarrollo de enfermedades cardiovasculares, neurodegenerativas, psiquiátricas, autoinmunes, la diabetes tipo 2 e incluso el cáncer. Igual que la alarma de incendios, lo grave de la inflamación de bajo grado no son sus síntomas en el momento, sino el peligro del que nos está tratando de alertar.

¿Qué tiene que ver el hígado en todo esto? El hígado es importante porque es un órgano clave a nivel metabólico e inmunológico. Cuando hay inflamación sistémica de bajo grado, responde liberando unas proteínas inflamatorias llamadas *citocinas* y acumulando grasa, lo que favorece el desarrollo de la enfermedad hepática esteatósica asociada a disfunción metabólica (MASLD), anteriormente conocida como hígado graso no alcohólico (NAFLD). A su vez, un hígado graso e inflamado libera más citocinas inflamatorias a la sangre, lo que alimenta el círculo vicioso de la inflamación sistémica de bajo grado.

Imagina tu hígado como una poderosa central de procesamiento, responsable de transformar, almacenar y eliminar toxinas. Tu intestino tampoco es sólo un tubo digestivo, sino que se parece más a un complejo laboratorio donde se sintetizan enzimas y jugos digestivos, se absorben los nutrientes digeridos y se vigila que no entren tóxicos o patógenos en el organismo. Por su parte, la microbiota intestinal es ese universo de microorganismos que, más allá de ayudar en la digestión, actúa junto con el intestino como un verdadero «segundo cerebro», influyendo en la función inmunitaria, la salud metabólica, la salud hormonal y hasta en tus estados de ánimo. Hígado, intestino y microbiota están conectados y lo que le pase a uno tiene efectos en los otros dos.

Lo que hace aún más apasionante este eje es la forma en que cada uno de sus componentes se adapta y responde al estilo de vida. La alimentación, el sueño, el estrés y la actividad física son piezas clave en este rompecabezas, y los pequeños cambios pueden tener un impacto profundo en tu salud. Aquí encontrarás explicaciones detalladas y accesibles que te permitirán comprender cómo y por qué estos órganos se comunican, y cómo su desequilibrio puede contribuir al desarrollo de enfermedades crónicas.

A lo largo de estas páginas te ofreceré una visión personal y cercana basada en la evidencia científica más reciente, historias clínicas y experiencias cotidianas. Mi objetivo es que puedas entender estos complejos procesos y aplicar este conocimiento para mejorar tu calidad de vida. Este libro está pensado tanto para profesionales de la salud como para cualquier persona interesada en tomar las riendas de su bienestar, y ofrece herramientas prácticas, consejos y estrategias para nutrir y proteger este eje vital.

Prepárate para descubrir los secretos que se esconden detrás de la conexión entre el hígado, el intestino y la microbiota. Te prometo que aprenderás a optimizar cada uno de estos componentes para alcanzar una salud plena y sostenible. La integración de ciencia, experiencia personal y un enfoque humanizado te acompañará en cada paso de este apasionante recorrido hacia una vida en armonía con tu propio cuerpo.

¡Empezamos!

1

El papel desconocido del eje hígado-intestino-microbiota

1.1. El hígado: un órgano multifuncional

El hígado es uno de los órganos más importantes de nuestro cuerpo por su papel realizando funciones esenciales para la salud. Es una fábrica química que nunca descansa: sintetiza multitud de sustancias necesarias para la vida diaria como vitaminas, bilis, fibrinógeno, factores de coagulación, urea, albúmina, colesterol, hormonas, enzimas y proteínas transportadoras. Además, almacena vitaminas liposolubles (A, D, E y K), minerales como el hierro, triglicéridos en forma de grasa y el exceso de azúcar (glucosa) en forma de glucógeno, que libera a la sangre cuando llevamos varias horas sin comer.

El hígado también es la depuradora del organismo, ya que filtra y neutraliza las sustancias tóxicas antes de que nos puedan hacer daño. Sus dos funciones principales como depuradora son:

- Filtra toda la sangre que viene del intestino a través de la vena porta. Gracias a ello, la sangre queda limpia de restos de bacterias, virus y productos de desecho.
- Neutraliza sustancias tóxicas como los pesticidas, los

aditivos alimentarios, los contaminantes y los disruptores endocrinos, y convierte el amoníaco que le llega del intestino por la vía porta en urea, que se elimina por la orina. De esta forma, ninguno de estos desechos se expande por el resto de nuestro organismo.

¿Cómo es tu hígado por dentro?

El hígado es el órgano interno más grande del cuerpo. Se encuentra ubicado en la parte superior derecha del abdomen, debajo del diafragma y sobre el estómago. Pesa aproximadamente entre 1,4 y 1,6 kilogramos en el adulto y es de color marrón rojizo debido a su alto contenido de sangre.

El hígado tiene dos lóbulos principales: el derecho, más grande, y el izquierdo, más pequeño. Además, contiene dos lóbulos menores: el lóbulo cuadrado, cerca de la vesícula biliar, y el lóbulo caudado, cerca de la vena cava inferior.

Cada uno de estos lóbulos está formado por pequeñas unidades funcionales llamadas *lobulillos* que están compuestas por cadenas de células hepáticas o hepatocitos. Los hepatocitos están sostenidos por una matriz de tejido conectivo donde se ramifican los vasos capilares derivados de la vena porta, la arteria hepática y los conductos biliares.

¿Sabías que, a diferencia de los demás órganos, el 70-75 por ciento de la sangre que llega al hígado es sangre venosa procedente del sistema digestivo y del bazo? Esto lo convierte en el principal órgano detoxificador. El 25-30 por ciento restante le llega a través de la arteria hepática y le aporta oxígeno y nutrientes desde la aorta. La sangre venosa sale del hígado a través de las venas suprahepáticas hacia la vena cava inferior.

Figura 1.1. Anatomía de los lóbulos hepáticos y sistema hepático vascular

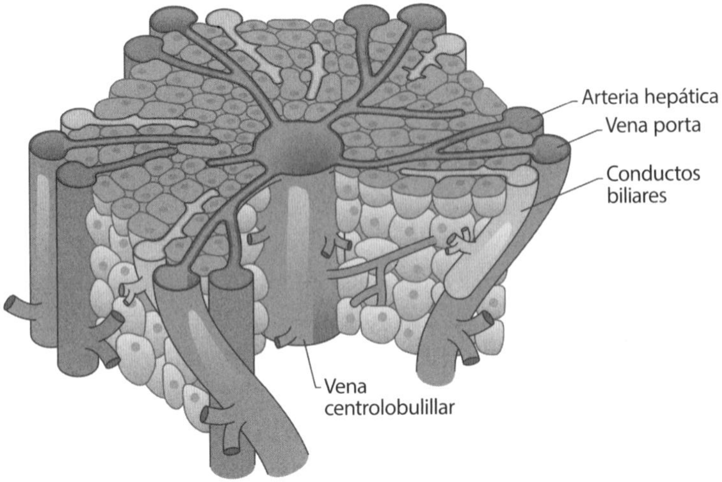

Fuente: Elaboración propia a partir de © Shutterstock.

Función metabólica

El hígado tiene un papel fundamental en el metabolismo de los nutrientes derivados de los alimentos que comemos. Sin él no seríamos capaces de absorber las sustancias químicas esenciales que necesitamos, ni tampoco de desechar las que no nos interesan. Veamos en detalle cómo participa en el metabolismo de los hidratos de carbono, de las grasas y de las proteínas.

Metabolismo de los hidratos de carbono (azúcares)

Después de comer una comida rica en carbohidratos, aumenta la glucosa en sangre. Para que tu cuerpo pueda usar esa glucosa para fabricar energía (ATP, la gasolina del cuerpo), activa el páncreas, que libera insulina en la sangre. La insulina es la llave que abre las membranas de las células: permite que la glucosa entre y sea utilizada para producir energía. El exceso de azúcar circulante primero se almacena en forma de glucógeno en los músculos y el hígado (glucogenogénesis), y lo que sobra lo transformamos en grasa (lipogénesis) y lo guardamos en el tejido adiposo y alrededor de los órganos internos.

El azúcar también se puede adherir a las proteínas a través de un proceso que llamamos glicación, que las carameliza impidiendo que ejerzan su función. Un ejemplo es la hemoglobina glicada o glicosilada en los eritrocitos, unas células encargadas de llevar oxígeno a los tejidos y retirar el dióxido de carbono. La medición de la hemoglobina glicada en su interior es un indicador de los niveles de glucosa circulantes en sangre y se usa de forma rutinaria en el control de las personas que tienen diabetes. Ocurre algo parecido con las proteínas glicadas del cristalino, que generan agregados que se acumulan y contribuyen a la opacidad del cristalino favoreciendo la aparición de cataratas.

Cuando bajan demasiado los niveles en sangre de glucosa, ya sea porque llevamos muchas horas sin comer, porque hacemos actividad física o durante el ayuno nocturno, el hígado va liberando glucosa de nuevo a la sangre a través de la glucogenólisis, que consiste en soltar glucógeno, un carbohidrato lleno de glucosa. De esta forma, las células la pueden utilizar para producir energía. Cuando se agota el glucógeno, el hígado sintetiza glucosa a partir de las grasas y las proteínas (gluconeogénesis) para que las células puedan seguir fabricando energía sin problema.

Veamos un ejemplo real: te levantas por la mañana y desayunas un café con leche y pan con mermelada o cereales con leche. Como son carbohidratos simples y azúcares, los digieres rápido y entran de golpe en la sangre, generando un pico de glucosa que actúa de alarma para el páncreas, que empieza a enviar insulina a la sangre. Recuerda que la insulina funciona como llave de las células: éstas se abren, introducen la glucosa que hay en la sangre y fabrican energía. La sobrante se guarda en el hígado y en los músculos en forma de glucógeno. Después de desayunar, te vas al gimnasio y luego al trabajo. Cuatro o seis horas después del desayuno, dependiendo de tu actividad física y mental (el cerebro consume mucha glucosa), empiezas a sentir hambre. Es tu cuerpo avisándote de que los niveles de glucosa están bajando. Si eres una persona metabólicamente flexible, podrás estar más horas sin tener hambre, porque tu cuerpo sabrá utilizar las grasas para producir energía.

Flexibilidad metabólica: es la capacidad que tiene nuestro organismo para adaptarse a diferentes fuentes de energía. Las personas metabólicamente flexibles son capaces de utilizar los carbohidratos o la grasa de forma indistinta y eficiente para obtener energía. Esto significa que, tras una comida rica en carbohidratos, el organismo utilizará la glucosa procedente de la digestión de esos carbohidratos para generar energía, y en cambio, en períodos de ayuno o durante el ejercicio prolongado, el cuerpo quemará las grasas. La capacidad del cuerpo para cambiar rápidamente de una fuente de energía a otra es lo que permite a nuestras células responder de manera eficaz a la insulina y mantener estables los niveles de glucosa.

La flexibilidad metabólica y la resistencia a la insulina están interconectadas. La pérdida de la flexibilidad metabólica favorece el desarrollo de la resistencia a la insulina, una condición en la que las células «se resisten» a dejar que la insulina las abra y, por lo tanto, también a que entre la glucosa y se transforme en energía. Al revés, la resistencia a la insulina también fomenta la inflexibilidad metabólica. Una alimentación rica en azúcares, picotear a lo largo del día, el sedentarismo y el estrés crónico son algunos factores que disminuyen la flexibilidad metabólica e impulsan la resistencia a la insulina. Como consecuencia, pueden desarrollarse enfermedades metabólicas como la diabetes tipo 2, el síndrome de ovario poliquístico o el hígado graso.

Metabolismo de los lípidos (grasas)

El hígado transforma las grasas para que el cuerpo pueda usarlas, guardarlas o eliminarlas. Después de una comida, los alimentos grasos son digeridos en el intestino delgado con ayuda de la bilis, fabricada en el hígado y almacenada en la vesícula. Los ácidos grasos y el colesterol son absorbidos en el intestino delgado y transportados al hígado a través de la sangre en unas moléculas transportadoras llamadas *quilomicrones*.

Cuando bajan los niveles de glucosa en sangre y hemos agotado las reservas de glucógeno, el hígado convierte las grasas en cuerpos cetónicos (compuestos que el cuerpo usa para obtener energía) mediante la cetogénesis, para que nuestro cerebro y nuestros músculos puedan seguir fabricando energía. Esto ocurre, por ejemplo, después de un ejercicio intenso o a partir de las doce horas de ayuno.

Sin embargo, ésta no es la única función de este órgano. Debemos saber que el hígado fabrica:

- Grasa, a través de los famosos triglicéridos, que se forman con el exceso de glucosa una vez que están llenos los depósitos de glucógeno. Los triglicéridos se almacenan en el tejido adiposo.

- Colesterol, imprescindible para formar hormonas, bilis y las membranas de las células.
- Proteínas transportadoras de grasa llamadas *lipoproteínas*, porque las grasas no son solubles en un medio acuoso como es la sangre. Funcionan como los «chóferes» de las grasas dentro del cuerpo y algunas de ellas son:

    - Quilomicrón: transporta las grasas absorbidas de la dieta del intestino delgado al hígado.
    - VLDL (*very low density lipoprotein*): lleva los triglicéridos absorbidos o producidos por el hígado a los tejidos periféricos.
    - LDL (*low density lipoprotein*): transporta colesterol plasmático a los tejidos extrahepáticos.
    - HDL (*high density lipoprotein*): recoge el colesterol sobrante y lo lleva de regreso al hígado para ser transformado en colesterol libre o sales biliares.

En contra de lo que muchos piensan, nuestro sistema nervioso y nuestras células necesitan colesterol, un componente esencial para la fluidez y estabilidad de las membranas celulares. Además, es vital para la comunicación entre las neuronas, porque es indispensable para la formación de mielina, la capa grasa que recubre los axones de las neuronas, que son unas vainas aislantes que aceleran la transmisión de los impulsos nerviosos. De hecho, uno de los problemas de hoy en día son las cifras extremadamente bajas de colesterol de una parte de la población por el uso innecesario de los fármacos para reducirlo.

En una analítica rutinaria de sangre se suelen pedir los siguientes parámetros: triglicéridos, colesterol total, colesterol HDL («bueno») y colesterol LDL («malo»). No obstante, no todo el colesterol LDL es malo; el colesterol peligroso es el LDL oxidado, que es la fracción de colesterol LDL que ha sido dañada por los radicales libres. Es entonces cuando se forman las tan temidas placas de ateroma que se depositan en la pared de las arterias, esa imagen que todos tenemos en mente de una arteria obstruida por la grasa. El colesterol LDL oxidado, además de proaterogénico y proinflamatorio, tiene carácter inmunogénico, es decir, estimula el sistema inmune y provoca la generación de autoanticuerpos séricos (anti LDLox).

El mito del colesterol: durante décadas, se ha señalado al colesterol como el principal enemigo del corazón, y se ha obviado que es una molécula grasa esencial en el cuerpo que cumple funciones vitales:

- Estructurales: forma parte de las membranas de las células.
- Producción de hormonas: es precursor de la testosterona, los estrógenos y el cortisol.
- Síntesis de vitamina D: es necesario para convertir la luz solar en vitamina D.
- Formación de bilis: ayuda a digerir las grasas.

A pesar de esto, el mito del colesterol expandió la idea de que todo colesterol era malo y había que suprimirlo. Esta creencia es culpable de que hoy haya parte de la población con déficit de colesterol bueno.

Un dato que muchos no saben es que el 80 por ciento del colesterol lo fabrica el hígado y sólo un 20 por ciento proviene de la dieta. Si reducimos la ingesta, el hígado lo compensa fabricando más y, si la aumentamos, el hígado reduce su síntesis. Sólo las personas con hipercolesterolemia familiar, un trastorno genético que causa niveles muy altos de colesterol, lo fabrican independientemente de su consumo dietético.

Lo que sí parece aumentar el colesterol LDL son los tipos de grasa sólidos a temperatura ambiente. Entre ellos se encuentran las grasas saturadas procedentes de productos animales, como la carne, y los lácteos, como la mantequilla o la nata. También están en esta lista los alimentos procesados.

Una analítica para valorar el perfil lipídico o, lo que es lo mismo, los valores de grasa en sangre, debería contemplar lo siguiente:

Tabla 1.1. Valores recomendados del perfil lipídico

PARÁMETRO	**VALORES RECOMENDADOS**
Colesterol total	< 200 mg/dL
Colesterol HDL	> 50 mg/dL
Colesterol no-HDL	< 130 mg/dL
Colesterol LDL	< 100 mg/dL
Colesterol LDLox (oxidado)	< 60 u/mL
Triglicéridos (TG)	30-150 mg/dL
Ratio colesterol total/HDL	< 4,4
Ratio TG/HDL	< 4,0

Fuente: Elaboración propia.

Si también quisiéramos determinar el riesgo cardiovascular, además de los valores de la tabla, deberíamos medir la homocisteína, la PCR-us (ultrasensible), la Lpa, la apoA y la apoB.

Función detoxificadora

El hígado trabaja sin descanso para mantenernos «limpios» por dentro. Sin su acción detoxificadora, estaríamos expuestos a la acumulación de residuos tóxicos que podrían dañar nuestras células y nuestros órganos. El proceso de detoxificación ocurre en tres etapas:

- Biotransformación
- Conjugación
- Eliminación

Fase 1 o fase de biotransformación

En esta etapa, las toxinas liposolubles que están almacenadas en grasa necesitan convertirse en sustancias más reactivas (o sea, capaces de reaccionar a otras sustancias y transformarse) para poder ser eliminadas. Es como si tu cuerpo fuera una fábrica: no sirve de nada tener los almacenes llenos de cajas cerradas, también necesitas que la materia prima pueda transformarse en otros productos. En esta conversión participan un grupo de enzimas conocidas como *citocromo P450*, que se encuentran principalmente en el hígado y son esenciales para metabolizar una gran variedad de sustancias liposolubles como los medicamentos, las hormonas, los nutrientes y las sustancias tóxicas. Funcionan añadiendo oxígeno a las moléculas, haciendo que sean más solubles en agua y facilitando así su eliminación.

Durante esta transformación se generan radicales libres que pueden ser peligrosos si no tenemos un buen sistema antioxidante.

Radicales libres: son moléculas inestables que se forman de manera natural en nuestro cuerpo durante procesos fisiológicos como la digestión o la respiración y también en la primera fase de detoxificación hepática. Decimos que son inestables porque son moléculas con un electrón sin pareja, lo que las hace muy reactivas. Para estabilizarse, «roban» electrones de otras moléculas cercanas, un robo que puede dañar células, proteínas y nuestro ADN.
Un buen sistema de antioxidantes, que son las sustancias que neutralizan los radicales libres, mantiene el equilibrio y protege nuestras células del daño oxidativo. Veremos esto en detalle en el capítulo de detoxificación.

Fase 2 o fase de conjugación

Después de que las sustancias tóxicas se vuelvan reactivas en la fase 1, en esta etapa se aparejan con moléculas solubles en agua para que el complejo sea estable y fácilmente eliminable. Una vez conjugadas, pueden ser transportadas en la sangre hacia las vías de eliminación renal, a través de la orina, e intestinal, a través de las heces.

Existen diferentes vías de conjugación:

1. Glutationización o conjugación con glutatión.
2. Metilación: se añade un grupo metilo.
3. Sulfatación: se añade un grupo sulfato.
4. Glucuronidación o conjugación con ácido glucurónico.
5. Acetilación o conjugación con un grupo acetilo.
6. Aminoconjugación: se añade un aminoácido (taurina, glicina, arginina, glutamina).

Todas estas reacciones químicas están facilitadas por enzimas, como el citocromo P450 que acabamos de mencionar. A veces, una persona nace con una variación genética a la que llamamos *polimorfismo genético* de alguna de estas enzimas que condiciona que esa vía de conjugación vaya más lenta y, por lo tanto, que se acumulen sustancias potencialmente dañinas. O, al contrario, también puede hacer que esa vía sea más rápida, alterando la vida media de algunas sustancias como los medicamentos.

Vida media: en una sustancia, es el tiempo que ésta tarda en reducir su concentración o cantidad inicial a la mitad. En farmacología, hace referencia al tiempo que invierte el organismo en eliminar la mitad de un fármaco administrado, un dato clave para determinar la dosis y la frecuencia con la que administrarlo. Si tenemos algún polimorfismo de una de las vías anteriores, ese medicamento puede eliminarse más rápido o más lento. Ante algunos tratamientos, como la quimioterapia, resulta fundamental conocerlo. Lo veremos en detalle en el capítulo de los polimorfismos.

Fase 3 o fase de eliminación

En esta etapa, las sustancias conjugadas se transportan a través de la membrana celular y se eliminan con la bilis (por las heces) o llegan por la sangre hacia el riñón, donde son filtradas y excretadas en la orina. También pueden eliminarse por la piel a través del sudor.

Figura 1.2. Fases de detoxificación hepática

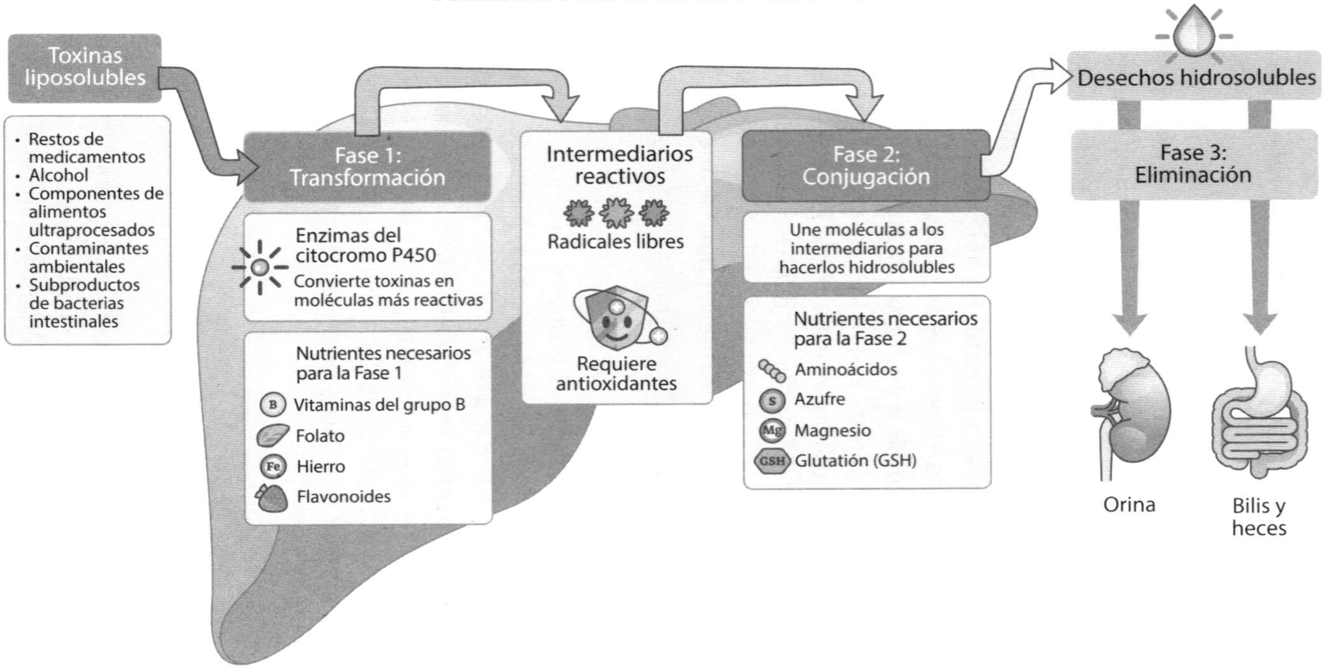

Fuente: Elaboración propia a partir de © Shutterstock.

Las sales biliares, un puente hacia el intestino

Las sales biliares son unos compuestos importantísimos en el eje hígado-intestino-microbiota, porque su producción conecta el hígado con el intestino, facilitando la digestión y la absorción de grasas y vitaminas liposolubles (A, D, E y K). Además, actúan como detergentes naturales: así como el jabón envuelve la grasa y la suciedad para que se pueda lavar fácilmente, las sales biliares encapsulan a los invitados no deseados de nuestro cuerpo para que puedan ser eliminados de forma segura. Ayudan a descomponer en pequeñas gotas las grasas que ingerimos para que las enzimas digestivas, como la lipasa pancreática, puedan actuar de manera eficiente descomponiendo a su vez las grasas de la dieta que llegan al intestino. Esto facilita su absorción por difusión pasiva micelar a través de las paredes intestinales.

Difusión pasiva micelar: es el mecanismo por el que las grasas pasan del intestino a la sangre. En él, las sales biliares se unen a las gotas de grasas y forman unas estructuras llamadas *micelas*, una especie de burbuja pequeña con el centro lleno de grasa y la superficie recubierta de sales biliares, lo que la hace soluble en el agua del intestino. Debido a que las micelas son muy pequeñas y solubles, las moléculas de grasa pueden salir de ellas, se acercan a la pared del intestino y atraviesan la membrana de las células de la pared intestinal de forma pasiva, es decir, sin necesidad de ayuda o energía adicional.

El hígado sintetiza las sales biliares y las secreta en forma de bilis, una sustancia amarilla que contiene además otros componentes como fosfolípidos, colesterol sin esterificar, pigmentos y electrolitos. La bilis sale del hígado y se almacena en la vesícula biliar, que actúa como un depósito de sales biliares. Cuando comemos alimentos grasos, se activa una señal hormonal (colecistoquinina, motilina) y del sistema nervioso autónomo (parasimpático) y, como respuesta, la vesícula se contrae y libera la bilis hacia el intestino delgado. En concreto, es en el duodeno proximal donde ejerce la mayor parte de su actividad biológica.

El hígado sintetiza alrededor de 500 mg de ácidos biliares primarios (ácido cólico y quenodeoxicólico) por día. Éstos se conjugan en el hepatocito con el ácido glucurónico y taurocólico para formar ácidos biliares conjugados, que son excretados y almacenados en la vesícula en forma de micelas.

Figura 1.3. Anatomía de las vías biliares extrahepáticas

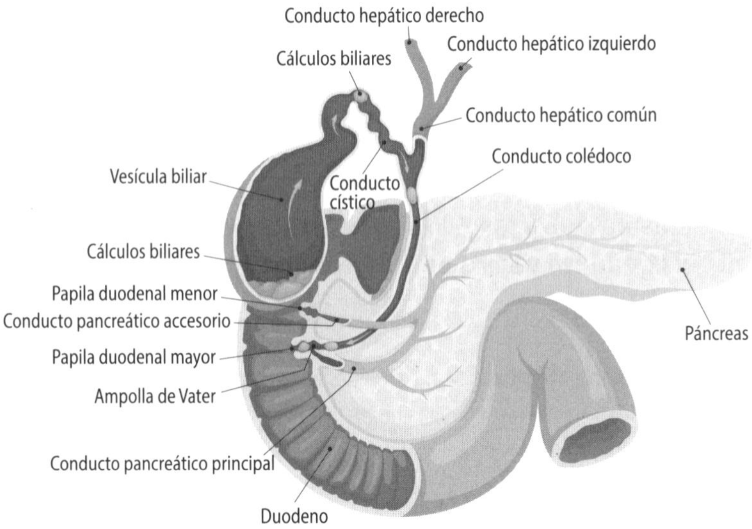

Fuente: Elaboración propia a partir de © Shutterstock.

La bilis viaja a través del conducto biliar que se une al conducto pancreático, que transporta jugo pancreático, en una zona llamada *ampolla de Vater*. Asimismo, la ampolla de Vater comunica con el intestino a través de una puerta muscular llamada *esfínter de Oddi*. El esfínter de Oddi evita el reflujo desde el intestino y se abre solamente para permitir el paso de la bilis y el jugo pancreático al intestino.

Además de favorecer la emulsión y la absorción de las grasas y de las vitaminas liposolubles, la bilis estimula el peristaltismo intestinal y tiene actividad antimicrobiana. Por lo tanto, una alteración en la secreción de la bilis puede favorecer el estreñimiento y el sobrecrecimiento de patógenos en el intestino delgado. De hecho, el IMO o sobrecrecimiento de arqueas metanogénicas en el intestino delgado suele estar asociado a un problema biliar.

Además, las sales biliares son detoxificantes de xenobióticos, una palabra que define a todas las sustancias extrañas al organismo, como el alcohol, los contaminantes o algunos fármacos. Las sales biliares son capaces de rodear moléculas lipofílicas (no solubles en agua), encapsularlas y transformarlas en micelas. De esa manera, pueden ser transportadas en la sangre y eliminadas. Esta acción complementa los mecanismos de detoxificación hepática, ayudando a mantener el equilibrio y la salud general del organismo.

Circulación enterohepática: ciclo vital por el que los ácidos biliares primarios se reabsorben casi completamente (94 por ciento) en el íleon distal, regresando al hígado. Como los ácidos biliares primarios son demasiado grandes para atravesar las *tight junctions* o uniones estrechas entre los enterocitos (células del intestino delgado), la absorción se produce mediante unos transportadores apicales de los enterocitos en el íleon terminal.

A pesar de que la reabsorción de los ácidos biliares en la mucosa del íleon terminal es eficaz, aproximadamente un 5 por ciento de ellos pasan al colon, donde son desconjugados. Una vez oxidado su grupo hidroxilo por la microbiota intestinal, se forman los ácidos biliares secundarios. Por las heces sólo perdemos de 200 a 600 mg por día de ácidos biliares. Este circuito de secreción y reabsorción se repite de cuatro a seis veces al día, estimulado sobre todo por las comidas con grasas. Por eso se habla de un *pool* de ácidos biliares relativamente constante (2-4 g) que recircula varias veces al día. El hígado tiene que sintetizar esa pequeña fracción que se pierde.

Cuando las concentraciones de los ácidos biliares sobrepasan los límites fisiológicos en la luz del intestino, se sobresaturan los receptores y una parte queda libre. Es en ese momento cuando se genera una respuesta inflamatoria, como el aumento del factor nuclear kappa β.

Existen determinadas patologías que inflaman el intestino y pueden alterar la reabsorción de las sales biliares, como el SIBO o sobrecrecimiento bacteriano en el intestino delgado, la ileitis o la enfermedad de Crohn. En estas personas, la malabsorción de grasa y la pérdida de ácidos biliares puede producir esteatorrea (heces grasas).

¿Qué ocurre si no tengo vesícula biliar? Es posible que te hayan extraído la vesícula debido a la presencia de cálculos biliares, pero no te preocupes: nuestro organismo tiene una gran capacidad de adaptación. Si éste es el caso, será tu hígado el que secretará los ácidos biliares directamente al intestino en respuesta al estímulo de las grasas de tus comidas. Este proceso de adaptación puede durar unos meses, durante los cuales algunas personas pueden tener deposiciones pastosas o diarreicas debido al exceso de sales biliares que llegan al intestino. A menudo, esta diarrea se resuelve de forma espontánea, pero en algunos casos puede requerir tratamiento con resinas fijadoras de ácidos biliares.

Caso clínico

Julio tiene cuarenta y cinco años y acude a visitarme porque lleva seis meses con deposiciones diarreicas frecuentes con bastante mal olor, a menudo con sensación de urgencia y con dolor abdominal, sobre todo cuando está nervioso o estresado. Además, comenta que después de comer se le hincha la barriga y tiene gases con olor fétido. No ha tenido fiebre ni pérdida de peso significativa, pero sí tiene la piel seca y un cansancio que afecta a su calidad de vida, porque limita su vida social.

Antes de venir a verme, Julio ha acudido a un médico digestivo que le ha hecho pruebas para descartar que tenga una enfermedad inflamatoria intestinal o celiaquía y en la colonoscopia no ha aparecido nada de interés. Se han descartado también parásitos. Las pruebas de intolerancia a la fructosa, la lactosa y el sorbitol dieron positivas, por lo que lleva una dieta FODMAP desde hace seis meses. Hace un año tuvo un pico de estrés en el trabajo y además tuvo que hacer varias tandas de antibióticos por endodoncias e implantes en la boca. Se le diagnosticó un síndrome de colon irritable y se le pautó colestiramina, que es una resina quelante para ayudar a ligar las sales biliares que le ha mejorado la calidad de vida, pero se siente todavía muy limitado.

Hacemos un test de SIBO y un estudio de disbiosis en heces. El test de SIBO es positivo a sulfuro de hidrógeno, lo que podría justificar esos gases con olor fétido y la diarrea. El test de disbiosis, por su parte, también ofrece resultados reveladores:

- Zonulina elevada (permeabilidad intestinal aumentada).
- Calprotectina ligeramente elevada (inflamación intestinal).
- Bacterias sulforreductoras, como la *Bilophila wadsworthia*, elevadas.

- Marcadores aumentados de malabsorción/maldigestión (residuos digestivos, grasas y ácidos biliares).

Es frecuente que un colon irritable esconda detrás un SIBO que, si se mantiene en el tiempo, puede ir inflamando y lesionando la pared intestinal y los transportadores de azúcares y manifestarse con intolerancia a la fructosa y el sorbitol. En el caso de Julio, el desencadenante puede haber sido el haber tenido que tomar varias tandas de antibióticos los meses previos al desarrollo de esos episodios de diarreas junto con el episodio de estrés (que genera disbiosis). Si, además, ese sobrecrecimiento afecta el íleon distal, no hay buena reabsorción de las sales biliares y se pueden dar diarreas con grasa, como le pasaba a Julio.

Una vez que sabemos lo que le pasa, ¿qué podemos hacer por Julio? Le propongo tratar el SIBO, disminuir las bacterias sulforreductoras, recuperar la integridad de la barrera epitelial y recuperar la homeostasis intestinal. El tratamiento debe ser integral y abordar su estilo de vida: es necesario mantener el estrés a raya, tener un sueño reparador, mantenerse activo y comer de manera saludable. Esto incluye asegurar los suficientes carbohidratos accesibles a la microbiota o MAC (almidón resistente, betaglucanos, inulina y frucotoligosacáridos, pectinas y mucílagos), así como alimentos fermentados y polifenoles. Julio lleva seis meses con una dieta sin MAC, por lo que la reintroducción debe ser siempre progresiva, valorando la tolerancia con una dieta rotativa.

Un mes después, Julio empieza a sentir más energía, ha disminuido la frecuencia de las deposiciones y ya ha logrado incorporar algunos alimentos nuevos a su dieta. Al tener más energía, va dos veces por semana a jugar a fútbol con amigos y los fines de semana hace alguna salida a la montaña con su mujer. A los tres meses, sus deposiciones están bien formadas y con consistencia firme, no se le hincha el abdomen y le ha desaparecido el dolor.

1.2. El ecosistema invisible de la microbiota intestinal

¿Qué es exactamente la microbiota?

La microbiota gastrointestinal, conocida también como *flora intestinal*, es el conjunto de microorganismos que viven a lo largo de nuestro tracto digestivo, desde la boca hasta el colon. Es un ecosistema compuesto de bacterias, virus, hongos y levaduras en proporciones variables según la zona, que desempeñan un papel fundamental en nuestra salud. Sólo en el intestino, por ejemplo, habitan cien billones (10^{14}) de microorganismos, que podemos agrupar según su función. La mayor parte son bacterias, pero también hay virus, hongos, levaduras, arqueas y protozoos. El 90 por ciento de las bacterias intestinales pertenecen a dos filos: *Bacteroideta* y *Firmicutes*. El 10 por ciento restante lo completan las proteobacterias, actinobacterias, fusobacterias y *Verrumicrobia*.

¿Dónde encontramos la mayoría de nuestra microbiota gastrointestinal? Sobre todo en el intestino grueso, en el colon, donde las condiciones de falta de oxígeno y pH ácido son las más propicias para su crecimiento. De hecho, son esos requisitos tan específicos los que la hacen tan difícil de cultivar. En el colon ascendente (lado derecho) predomina la microbiota sacarolítica o fermentadora y en el colon descendente (lado izquierdo) predomina la microbiota proteolítica, putrefactiva. Este detalle puede ser de ayuda para diferenciar el tipo de disbiosis de un paciente; si le duele el lado derecho del colon suele haber un problema con la microbiota de fermentación, mientras que si le molesta el lado izquierdo suele haber un exceso de microbiota de putrefacción.

La microbiota intestinal contribuye a funciones esenciales como la digestión y absorción de nutrientes, la producción de metabolitos como aminoácidos, vitaminas o ácidos grasos de cadena corta y la producción de sustancias de defensa como las bacteriocinas, H_2O_2 (agua oxigenada) y los anticuerpos de las mucosas conocidos como *IgA secretoras*. Todos estos elementos son necesarios para tener un sistema inmune de mucosas en forma y asegurar así que estaremos protegidos frente a la invasión y agresión de microorganismos patógenos.

Una función importante de la microbiota es entrenar nuestro sistema inmune para diferenciar entre nuestros propios microorganismos y los que vienen de fuera. Este mecanismo se conoce como *tolerancia antigénica* y, cuando falla, nos predispone a enfermedades autoinmunes, aquellas en las que el sistema inmune ataca a las células de nuestros tejidos. La mayor parte de las enfermedades autoinmunes tienen un denominador común: una disbiosis intestinal y un aumento de permeabilidad.

El órgano olvidado

A la microbiota intestinal también se la conoce como «el órgano olvidado», debido a que, aunque no es un órgano en sentido tradicional, sólido y con forma, desempeña un papel vital en nuestra salud. A pesar de ello, no recibe la misma atención que los demás órganos y sistemas. Algunas razones por las cuales podemos referirnos a la microbiota como a un órgano más de nuestro cuerpo son las siguientes:

- **Complejidad y diversidad:** la microbiota intestinal es increíblemente compleja y diversa. Está compuesta por billones de microorganismos que trabajan en equipo con un objetivo común, la homeostasis. Es decir, nuestra salud. Y es compleja porque no hay un patrón eubiótico común para todos los seres humanos, lo que supone un enorme desafío a la hora de estudiarla.
- **Impacto en la salud sistémica:** sabemos que la microbiota intestinal interviene en la digestión y la absorción de nutrientes y es fundamental en el entrenamiento de nuestra primera línea de defensa, el sistema inmune. No obstante, muchos profesionales de la salud todavía no comprenden su papel en otras enfermedades como las metabólicas (obesidad, diabetes, hígado graso no alcohólico), neurodegenerativas (párkinson, alzhéimer), psiquiátricas (ansiedad, depresión, anorexia nerviosa, esquizofrenia, TOC), dermatológicas (piel atópica o psoriasis) o el cáncer, entre otras. Por ello, se la sigue excluyendo del abordaje integrativo de esas enfermedades.
- **Relevancia para la medicina personalizada:** el perfil microbiológico de cada uno de nosotros puede influir en la respuesta a tratamientos médicos. A medida que avanzamos hacia la medicina personalizada con estudios genéticos, comprender la microbiota se vuelve cada vez más importante para adaptar los tratamientos médicos de manera más efectiva.

En resumen, la microbiota intestinal, a pesar de no ser un órgano como tal, desempeña un papel crucial en nuestra salud. Cada uno de nosotros establecemos con el microbioma intestinal una relación simbiótica en la que nos ayudamos mutuamente. Nuestro nacimiento marca el punto de partida de esta relación simbiótica que evoluciona con el tiempo, adaptándose a los cambios fisiológicos y del entorno. En ella, la microbiota varía como consecuencia de la influencia de múltiples factores, de un modo similar al que puede experimentar cualquier órgano de nuestro cuerpo desde el nacimiento hasta la muerte.

Homeostasis intestinal: la homeostasis es la capacidad de un organismo para mantener un estado de equilibrio, esto es, un ambiente interno estable en todos sus parámetros. Cuando decimos *homeostasis intestinal*, nos referimos a la capacidad de nuestro cuerpo de conservar la salud del intestino y su equilibrio interno, que tiene mucho que ver con la presencia de la microbiota y la fortaleza del sistema inmune de mucosas.

La homeostasis o equilibrio del medio intestinal depende ante todo de que tengamos una microbiota eubiótica (estable y saludable) con un alto índice de resiliencia que la haga capaz de hacer frente a las adversidades del medio. Por su parte, nuestro sistema inmune aprende temprano a diferenciar entre nuestros microorganismos y los ajenos y potencialmente patógenos, y respeta a «los nuestros» aliándose con ellos en la lucha frente a los invasores.

Factores que modulan tu microbiota

El microbioma intestinal es dinámico y muy influenciable por nuestro estilo de vida: cómo comemos, cuánto ejercicio hacemos, a qué nivel de estrés estamos sometidos, cómo y cuánto descansamos... Depende de cómo lo tratemos, podemos encontrarnos en dos estados posibles.

- **Eubiosis:** estado de equilibrio o de homeostasis con una microbiota cuantitativa y cualitativamente equilibrada, lo que quiere decir que hay un número total de microorganismos suficientes y que sus grupos funcionales son eficaces. En este estado, es capaz de llevar a cabo todas sus funciones.
- **Disbiosis:** un estado de desequilibrio cuantitativo o cualitativo, lo que significa que hay una cantidad mayor o menor de microbiota de lo adecuado o que su funcionalidad está alterada. Este estado repercute negativamente en la salud del huésped.

Algunos de los factores que más modulan el microbioma intestinal son la dieta y los medicamentos.

La alimentación

La dieta es uno de los moduladores más potentes. Una dieta rica en carbohidratos fácilmente accesibles a la microbiota (MAC) como cereales integrales, legumbres, verduras, frutas, alimentos fermentados y polifenoles favorecen una microbiota saludable y diversa.

Por el contrario, una dieta alta en azúcares y grasas saturadas, alimentos procesados, alcohol o comida rápida disminuye la diversidad microbiana y favorece el crecimiento de especies proinflamatorias como las proteobacterias. También alteran la homeostasis los edulcorantes artificiales como la sucralosa, el aspartamo, el acesulfamo K y la sacarina, así como algunos colorantes alimentarios como el dióxido de titanio y herbicidas como el glifosato.

La occidentalización de la dieta ha traído consecuencias negativas para nuestra salud que favorecen patologías relacionadas con la inflamación y el envejecimiento prematuro, conocido como *inflamaging*. Este incremento es peligroso porque existen muchas patologías que tienen una base inflamatoria y disbiótica que se acaba cronificando. Entre ellas están las patologías metabólicas como la obesidad o el MASLD (hígado graso no alcohólico), las autoinmunes como el hipotiroidismo de Hashimoto, las endocrinas como la diabetes tipo 2, las cardiovasculares como la aterosclerosis, las neurodegenerativas como el alzhéimer o el párkinson y las psiquiátricas como la depresión o la ansiedad.

Los medicamentos

El efecto de los medicamentos en nuestro cuerpo merece tenerse en cuenta. Existe numerosa evidencia científica del impacto de diferentes fármacos sobre la microbiota intestinal, como los antibióticos, los inhibidores de la bomba de protones, algunos antipsicóticos, la metformina y los anticonceptivos orales, entre otros.

En un estudio llevado a cabo por Lisa Maier y colaboradores, denominado «Extensive impact of non-antibiotic drugs on human gut bacteria» y publicado en la revista *Nature* en 2018, se examinaron más de 1.000 medicamentos y 40 cepas bacterianas intestinales representativas. A partir de la muestra, los científicos observaron que el 24 por ciento de los medicamentos para uso humano inhibieron el crecimiento de, al menos, una cepa.[1]

Maier y su equipo no son los únicos que ven el riesgo en el uso de los fármacos. Martin Blaser, director del Departamento de Medicina en la Escuela de Medicina de la Universidad

1. Maier, L., Pruteanu, M., Kuhn, M., *et al.*, «Extensive impact of non-antibiotic drugs on human gut bacteria», *Nature*, 555 (2018), pp. 623-628.

de Nueva York y uno de los mayores expertos mundiales en la relación entre el uso de antibióticos y la microbiota intestinal, señala que «una de las mayores amenazas para la salud de la microbiota es probablemente el abuso de los antibióticos».

Según el tipo de fármacos que se consuman, éstos son algunos de sus efectos en el ecosistema intestinal.

- **Antibióticos:** a corto plazo, pueden aumentar el crecimiento de especies resistentes en la microbiota, alterar el equilibrio metabólico y producir síntomas gastrointestinales como gases y diarrea. A largo plazo, su uso repetido se ha asociado con un mayor riesgo de padecer determinadas enfermedades como alergia, asma, enfermedad celíaca, enfermedad inflamatoria intestinal, diabetes tipo 1 y tipo 2 y obesidad.
- **Inhibidores de la bomba de protones (la familia de los prazoles):** al aumentar el pH gástrico, se han asociado con una mayor probabilidad de padecer SIBO o sobrecrecimiento bacteriano en el intestino delgado, aumentando el riesgo de tener problemas relacionados con *Clostridium difficile*, *Salmonella* spp., *Campylobacter* spp. y otras infecciones entéricas. También se han asociado con una mayor probabilidad de tener episodios de diarreas y colitis, así como con un mayor riesgo de desarrollar un síndrome de intestino irritable o colon irritable.
- **Antiinflamatorios no esteroideos (AINE):** tomados de manera continuada alteran la composición de la microbiota intestinal. Algunas conclusiones de una investigación llevada a cabo por Rogers y Arnoff en el año 2016 implican que los usuarios de ibuprofeno y celecoxib tienen perfiles microbianos similares, mientras que los usuarios de naproxeno y ketorolaco tienen perfiles diferentes.

- **Anticonceptivos orales:** mantienen artificialmente concentraciones constantes de estrógenos y progesterona en la circulación, lo que parece producir una ligera disminución de la riqueza y de la composición de la microbiota intestinal.
- **Metformina:** diseñada para tratar la diabetes tipo 2, está muy de moda estos últimos años en el mundo *antiaging* y como complemento en dietas para bajar de peso. Sin embargo, su uso genera cambios en más de ochenta especies bacterianas, incluyendo un aumento de *E. coli* y una disminución de *Intestinibacter*. Estos cambios explican en parte los efectos terapéuticos del fármaco, así como algunos de sus efectos secundarios.

Vías de comunicación con el hígado

Sistema porta

Como ya hemos comentado, la vía principal de comunicación entre el hígado y el intestino es la vena porta. Es ella la que permite enviar sustancias desde el intestino hasta el hígado y la que traslada los nutrientes derivados de la digestión de los alimentos, los metabolitos fabricados por la microbiota (ácidos grasos de cadena corta), los componentes bacterianos (LPS o lipopolisacáridos) y las endotoxinas. Este mecanismo asegura que el hígado pueda procesar y filtrar estas sustancias antes de que entren en la circulación sistémica.

En el hígado, los nutrientes son convertidos en otras sustancias: la glucosa se almacena en forma de glucógeno y los compuestos potencialmente dañinos como los lipopolisacáridos son neutralizados o eliminados a través de diferentes mecanismos.

Señalización inmunológica e inflamatoria

El hígado tiene otra forma de «hablar» con la microbiota, a través de unas células inmunitarias llamadas *células de Kupffer* (macrófagos hepáticos), que tienen la capacidad de detectar componentes microbianos que traslocan al sistema portal desde el intestino. Cuando estos componentes llegan al hígado, se activan las células de Kupffer y se secretan un tipo de citocinas que favorecen la inflamación, como el factor de necrosis tumoral TNFα y la interleukina IL-1β. Esta inflamación altera el metabolismo de los lípidos y se promueve el depósito de grasa (esteatosis). Cuando pasa esto, nos encontramos con un caso de hígado graso no alcohólico. Lo veremos en detalle en el capítulo dedicado a él.

2

El pH sistémico, el medidor de la salud hepática

2.1. Qué es el pH y en qué valores lo necesitamos

El pH es un marcador que todos nos hemos encontrado alguna vez en la vida: aparece en los análisis médicos, en los cosméticos, en las piscinas en las que nos bañamos en verano... Aunque nos suene, no todo el mundo sabe bien en qué consiste, y merece la pena conocerlo más a fondo porque es fundamental para nuestra salud.

> **pH:** significa *potencial hidrogenado* y mide el grado de acidez (en iones de hidrógeno) o alcalinidad (en iones de hidroxilo) de un elemento. Para ello, usamos una escala numérica de 0 a 14 que indica la concentración de iones de hidrógeno en una solución acuosa. Los valores menores al 7 son ácidos, el 7 es neutro y los valores mayores de 7 son alcalinos.

El pH de los medios biológicos es un valor fundamental para el mantenimiento de las funciones fisiológicas del organismo. Necesitamos que esté entre unos valores determinados para que nuestro cuerpo funcione como debe, porque la acción de las enzimas y las transformaciones químicas celulares se realizan dentro de unos márgenes estrictos de pH. En los seres humanos, los valores extremos compatibles con la vida y con el mantenimiento de las funciones vitales oscilan entre 6,8 y 7,8, y el margen que se considera dentro de la normalidad es de 7,35 a 7,45.

El pH sistémico describe la acidez o alcalinidad del medio interno (sangre y fluidos extracelulares) en el cuerpo humano. En condiciones normales, la sangre es ligeramente alcalina, con un pH entre 7,35 y 7,45. Debido a que la escala es algorítmica, pequeñas variaciones en el pH de la sangre activan múltiples mecanismos fisiológicos para corregirlo y recuperar la homeostasis. Si el pH cambia de 7 a 8, ese medio se vuelve 10 veces más alcalino y si pasa de 7 a 9, 100 veces más alcalino. Y lo mismo ocurre en el sentido inverso: si pasa de 7 a 6, se vuelve 10 veces más ácido y de 7 a 5 se vuelve 100 veces más ácido. Este control estricto es crítico: desviaciones por debajo de 7,0 o por encima de 7,7 pueden afectar gravemente a muchas funciones del organismo.

Si nos vamos al caso concreto del aparato digestivo, veremos que tiene distintos pH a lo largo de su recorrido:

- **Boca:** en la boca, la saliva es relativamente neutra, con un pH entre 6,5 y 7,4. La saliva contiene sobre todo agua y algunas moléculas como el bicarbonato, que ayuda a neutralizar los ácidos en la boca y mantener un pH adecuado para la salud bucodental.
- **Estómago:** el estómago tiene un pH muy ácido, entre 1,5 y 3,0. Esta acidez extrema es necesaria para que se segreguen las enzimas responsables de la digestión de las proteínas y para eliminar los patógenos que llegan con la comida. El jugo gástrico está compuesto de agua, moco, ácido clorhídrico, pepsina (enzima) y factor intrínseco. Sin ese ácido clorhídrico, no podríamos

digerir las proteínas ni facilitar la absorción de vitaminas y minerales como el hierro, el calcio, el magnesio y la vitamina B12.

- **Intestino delgado:** la primera parte sigue siendo algo ácida, mientras que, en la última parte, a nivel del íleon, el pH es ligeramente alcalino para favorecer la absorción de los nutrientes.

Cuando comemos, las células G ubicadas en el revestimiento antral del estómago sintetizan *gastrina*, una hormona cuya función principal es la estimulación de la secreción de ácido clorhídrico (HCL) por las células parietales del estómago. Además, se secreta *factor intrínseco*. El factor intrínseco se une a la *cobalamina* (vitamina B12) y viajan juntos a la parte final del intestino delgado, al íleon, donde son absorbidos. Una vez dentro del enterocito, la cobalamina se separa del factor intrínseco, pasa a la sangre y es transportada por una proteína llamada *transcobalamina*.

Sin embargo, si tenemos un pH poco ácido, la secreción de jugos gástricos y de factor intrínseco se verá limitada. Esto dificulta la digestión de las proteínas, porque faltan enzimas que sólo se secretan en un ambiente ácido, y además compromete la absorción del hierro, el calcio, el magnesio y la vitamina B12 al faltar factor intrínseco. Por si eso fuera poco, esa disminución de producción de ácido o hipoclorhidria también favorece el sobrecrecimiento de bacterias en el intestino delgado (SIBO) porque el ácido del estómago tiene un efecto bactericida.

Existe una hipoclorhidria fisiológica que es propia de la tercera edad y una hipoclorhidria farmacológica debida a fármacos como los inhibidores de la bomba de protones, que disminuyen la carga ácida en el estómago. Nuestros ancianos son el grupo que más inhibidores de la bomba de protones (IBP) toma, por lo que los déficits de B12 o de hierro, calcio o magnesio son más habituales en este grupo poblacional. Un dato preocupante es que la prescripción de IBP en España es un 70 por ciento superior a la media europea. Este dato se explica por una prescripción inadecuada en personas con bajo o nulo riesgo.

En 2011, la Agencia Española de Medicamentos y Productos Sanitarios (AEMPS) y la Food and Drug Administration emitieron una serie de recomendaciones para pacientes con terapias prolongadas con IBP y que además tomaban otros fármacos que también pueden inducir hipomagnesemia. En ellas instaban a valorar la determinación de niveles de magnesio tanto antes como durante el tratamiento con IBP, para prevenir el déficit.

2.2. Factores que afectan al pH sistémico

En una persona sana, el cuerpo es capaz de mantener el pH equilibrado. No obstante, existen diversos factores que pueden desafiar este equilibrio ácido-base y favorecer una tendencia hacia la acidosis o la alcalosis.

La dieta

La dieta es uno de los factores determinantes más importante del pH sistémico. Los alimentos y bebidas que consumimos influyen en la carga de ácidos o bases que el metabolismo debe manejar. De manera general, los alimentos altos en proteínas como la carne, los quesos o el huevo, los refrescos y el alcohol incrementan la producción de ácidos en el organismo, mientras que las frutas y las verduras incrementan los álcalis o bases.

¿Sabías que un refresco de cola tiene un pH de 2,5 que es 45 veces más ácido que el agua (pH 7)? Cuando bebes un vaso de refresco de cola, necesitas 32 vasos de agua para equilibrar la acidosis que produce en tu cuerpo.

Las dietas ricas en proteínas animales y cereales generan más residuos ácidos, como sulfatos y fosfatos, que el cuerpo ha de neutralizar. Por el contrario, los alimentos vegetales tienen minerales como el potasio, el magnesio y el bicarbonato, que son alcalinizantes. En una persona sana, el pH de la sangre permanece estable, pero dependiendo de la carga ácida que le llega a través de la dieta, su organismo tendrá que trabajar más o menos para mantener ese pH dentro de los límites saludables.

La capacidad que tiene un alimento para producir precursores ácidos o bases se denomina carga ácida potencial renal (PRAL). Este concepto fue acuñado por los doctores Remer y Manz en 1994 y nos ayuda a estimar el efecto que los alimentos tienen sobre el equilibrio ácido-base de nuestro organismo. Gracias a él podemos contar cuántos tomates, piezas de pollo, gramos de cereales o vasos de leche te has tomado y saber cuánta acidez o alcalinidad te aportará tu comida después de ser metabolizada.

El PRAL puede ser calculado para cualquier alimento de acuerdo a su capacidad para liberar ácidos o bases a la circulación, o bien puede estudiarse el PRAL de la dieta de una persona evaluando el consumo diario de los nutrientes de interés.

- Cuando el valor de PRAL de un tipo de alimento es < 0, se considera que ese alimento aumenta la alcalinidad de los fluidos corporales.
- Cuando el valor de PRAL es > 0, se considera que aumenta la producción de ácidos en el cuerpo.

En general, la carne, los huevos, el queso y los granos tienen PRAL positivo, mientras que las frutas y las verduras tienen PRAL negativo. Las dietas industrializadas, con un consumo elevado de productos de origen animal y de cereales refinados, tienen un PRAL positivo de 50-100 mEq/día. Como las frutas y vegetales tienen un PRAL negativo, son consideradas la mayor fuente de amortiguadores en la dieta. La próxima vez que pidas un filete, recuerda rodearlo de abundantes vegetales para limitar su impacto acidificante.

Como en todo, el problema no es tomar un alimento con PRAL positivo una vez, sino que eso se convierta en la base de tu alimentación. Las dietas con un PRAL elevado ocasionan una acidosis metabólica de bajo grado que predispone al desarrollo de alteraciones metabólicas como la resistencia a la insulina, la diabetes, la hipertensión, la enfermedad renal crónica, una baja densidad mineral ósea y sarcopenia, entre otras complicaciones.

Los tóxicos ambientales

Los tóxicos ambientales son aquellas sustancias del medio ambiente que tienen el potencial de causar un efecto negativo en el propio medio ambiente y en los seres vivos. Cuando hablamos de tóxicos ambientales, solemos imaginar humos y gases, pero la realidad es que también los podemos encontrar en las aguas y la tierra, ya sea de cultivo o no. Muchos de ellos tienen alta permanencia en el terreno y son capaces de transmitirse a través de la cadena trófica o cadena alimentaria hasta llegar a nosotros. En algunos casos, además, tienen carácter acumulativo.

Por desgracia, estamos crónicamente rodeados de tóxicos. La industrialización, la contaminación, los herbicidas y pesticidas utilizados en la agricultura, los piensos animales, la cosmética, los productos de limpieza de la casa y de higiene familiar e íntima, los plásticos, el aluminio y el material de cocina antiadherente son sólo algunos ejemplos. Cuando entran en nuestro organismo, interaccionan primero con nuestra microbiota, ya sea digestiva (vía oral), respiratoria (inhalados), vaginal (tampones, compresas y productos de higiene) o dérmica (por contacto) y la alteran. Después pasan a la sangre y llegan al hígado para ser metabolizados y así poder ser eliminados. La presencia de metales pesados en el hígado genera estrés oxidativo, lo que daña las células hepáticas y afecta a su función.

Estrés oxidativo: desgaste que ocurre en nuestro organismo cuando se generan demasiados radicales libres. El cuerpo cuenta con un sistema antioxidante capaz de neutralizar los radicales libres y evitar el daño, pero, si hay un exceso, el sistema se agota y se genera un estrés oxidativo que contribuye al desarrollo de numerosas patologías degenerativas y al envejecimiento precoz.

La exposición a tóxicos ambientales desencadena respuestas inflamatorias. Estas reacciones pueden producir compuestos ácidos o interferir con los sistemas tampón, que explicaremos más adelante, desequilibrando el pH. Lo importante es saber que un sistema inflamado puede generar cambios metabólicos que conduzcan a la acidosis o la alcalosis.

Como la mayoría de estos tóxicos son liposolubles, nuestro cuerpo, para protegerse, los almacena en la grasa y en los tejidos grasos como el cerebro. Diversos estudios vinculan la exposición a aluminio con un mayor riesgo de padecer alzhéimer. Uno de ellos, publicado en el *Journal of Alzheimer's*

Disease, ha sido el primero en demostrar una asociación inequívoca entre la ubicación del aluminio y la placa beta amiloide en la enfermedad.[2]

Tóxicos como los metales pesados (plomo, cadmio, mercurio) o los contaminantes orgánicos pueden dañar los órganos clave para mantener el pH, en especial los riñones y los pulmones. Si los riñones se dañan, su capacidad para excretar iones de hidrógeno o reabsorber bicarbonato se puede ver comprometida, lo que puede resultar en una acidosis o en una alcalosis.

De forma parecida, algunos contaminantes del aire pueden dañar el sistema respiratorio, afectando a la eliminación del CO_2. Dado que el CO_2 se convierte en ácido carbónico en la sangre, una respiración inadecuada como la que ocurre en las enfermedades pulmonares inducidas por la contaminación puede causar retención de CO_2 y, en consecuencia, contribuir a la acidosis respiratoria.

La conclusión es que la exposición a tóxicos ambientales es un riesgo que debemos tomar en serio, ya que puede provocar alteraciones del pH sistémico a través de varios mecanismos: daño a órganos clave, interferencia en el metabolismo, generación de una respuesta inflamatoria y estrés oxidativo y alteración de la función respiratoria y renal.

El estrés

El estrés, ya sea físico o emocional, incrementa la producción de radicales libres y, como ya hemos visto, el aumento de radicales libres altera el equilibrio ácido-base del cuerpo,

2. Matthew, M., *et al.*, «Aluminum and amyloid-β in familial Alzheimer's disease», *Journal of Alzheimer's Disease*, 73, 4 (2020), pp. 1627-1635.

afectando por tanto al pH sistémico. Este desequilibrio puede interferir con numerosas funciones celulares. Pero ¿cómo funciona realmente el estrés en el cuerpo?

Ante una situación estresante aguda, el organismo activa el sistema nervioso simpático y libera catecolaminas. Las catecolaminas pueden producir hiperventilación, lo que reduce los niveles de dióxido de carbono (CO_2) en sangre. El punto clave es que el CO_2 en la sangre se combina con agua para formar ácido carbónico y por eso, si se elimina en exceso, se reduce la acidez y se produce una alcalosis respiratoria, lo que significa que aumenta el pH sanguíneo. Esta alcalosis respiratoria aguda causa mareo, síncope, confusión, parestesias y calambres. Una causa relativamente frecuente son las crisis de ansiedad y las crisis de pánico.

A su vez, el estrés crónico activa el eje hipotálamo-hipófisis-adrenal, lo que favorece la liberación de cortisol que promueve la degradación de proteínas y la liberación de ácidos orgánicos como el ácido láctico. Si la situación se mantiene en el tiempo, la producción de estos ácidos supera la capacidad del cuerpo para neutralizarlos o eliminarlos mediante los sistemas tampón y los riñones. El efecto acumulativo y la inflamación sostenida de bajo grado pueden desencadenar una acidosis metabólica subclínica.

Otra forma de notar el efecto del estrés crónico es a través del estómago. A nivel digestivo, el cortisol puede aumentar la secreción de ácido en el estómago provocando síntomas como acidez o reflujo, y es capaz de dañar su revestimiento, la mucosa, causando inflamación, gastritis y úlceras. Además, el estrés puede alterar la motilidad gastrointestinal afectando a la digestión y la absorción de nutrientes.

La actividad física

Sí, la actividad física también influye en el pH sistémico, aunque lo hace de manera temporal dependiendo de su intensidad y duración. Durante el ejercicio, nuestros músculos generan ácido láctico y ácido acetoacético como resultado del metabolismo de las grasas y de los hidratos de carbono. Normalmente, estos ácidos son metabolizados hasta eliminarse en forma de CO_2, por lo que el pH no se ve afectado. Sin embargo, cuando el ejercicio es intenso, la gran producción de ácido láctico puede provocar una disminución del pH en lo que llamamos *acidosis metabólica transitoria*. Es una respuesta fisiológica temporal.

Después del ejercicio, nuestro cuerpo entra en fase de recuperación y el ácido láctico se convierte en glucosa a través del ciclo de Cori y se elimina gradualmente, ayudado por la ventilación pulmonar y la función renal. Esto permite que el pH recupere su rango de normalidad.

Ciclo de Cori: ciclo de reacciones metabólicas que permiten transformar el glucógeno muscular en ácido láctico, que llega al hígado. Ahí se convierte, vía gluconeogénesis, en glucosa, la cual es transportada de nuevo al músculo para ser almacenada en forma de glucógeno.

2.3. La relación única entre el pH sistémico y la salud hepática

El pH sistémico y la salud hepática están intrínsecamente conectados. Un pH equilibrado favorece la correcta función de las enzimas hepáticas y el proceso de detoxificación y, a su vez, un hígado sano ayuda a mantener el equilibrio ácido-base. De la misma forma, cualquier alteración significativa en el pH sistémico puede sobrecargar al hígado y un hígado comprometido puede dificultar la regulación del pH, poniendo en riesgo la salud.

El hígado transforma toxinas y productos metabólicos en compuestos seguros para que puedan ser eliminados. Durante estos procesos, el hígado regula la concentración de ácidos en el organismo, ayudando a mantener el pH dentro de su rango óptimo. También participa de manera indirecta en la generación y el reciclaje de sustancias esenciales para neutralizar los ácidos y evitar así fluctuaciones bruscas en el pH.

Una alteración del equilibrio ácido-base fuerza al hígado a trabajar más para metabolizar ese exceso de ácidos. Si se sobrecarga, su función detoxificadora y su capacidad para metabolizar sustancias pueden verse afectadas. Además, el estrés oxidativo y la inflamación derivados de los desequilibrios del pH pueden dañar las células hepáticas y, a largo plazo, desembocar en una enfermedad esteatósica hepática no alcohólica.

2.4. Los encargados de la limpieza del cuerpo: los sistemas tampón y amortiguadores del pH sistémico

Nuestras células están en constante renovación. Como resultado de los procesos metabólicos, se generan productos de desecho tóxicos y ácidos. Como en cualquier fábrica, esos desechos tienen que ser eliminados o, de otra forma, estarían paseándose por el sistema linfático y la sangre para siempre, contaminándolo.

El estrés, las enfermedades, la inflamación, los fármacos, la disbiosis, el ejercicio, los hábitos tóxicos y la edad aumentan el número de radicales que nuestro organismo debe neutralizar. Por suerte para nosotros, la sangre tiene una despensa circulante de minerales alcalinizantes a los que llamamos *sistemas tampón* capaces de neutralizar los radicales y elementos tóxicos derivados de esta renovación celular constante.

Sistemas tampón: sustancias químicas presentes en los líquidos corporales, como los fosfatos, el bicarbonato, o proteínas, como la hemoglobina o la albúmina, que actúan de manera inmediata. Neutralizan directamente ácidos o bases al aceptar o donar hidrógeno (H). Funcionan según reacciones químicas reversibles (van en un sentido u otro según si tienen que alcalinizar o acidificar el pH) y, a corto plazo, tienen la capacidad de mantener estable el pH de un entorno al no permitir que se vuelva ni muy ácido ni muy alcalino.

Para entenderlo, imagina tu cuerpo como una ciudad que debe controlar las basuras que produce. Los sistemas tampón son como cubos basura que están distribuidos por la ciudad (el cuerpo) y actúan de inmediato. Cuando aparece basura (ácidos o bases), la reciben y la contienen. No eliminan la basura de la ciudad, sólo evitan que se propague rápidamente. Para deshacernos completamente de esos desechos tenemos el sistema amortiguador del pH, que funciona como el sistema de limpieza de nuestra ciudad. Incluye camiones de basura (pulmones que eliminan CO_2), plantas de tratamiento de residuos (los riñones que eliminan hidrógeno y ajustan el bicarbonato) y calles de distribución (la sangre y la linfa que lo transportan todo). En pocas palabras: los sistemas tampón compran tiempo y el sistema amortiguador del pH resuelve el problema.

Sistemas amortiguadores principales

El sistema amortiguador del pH es la regulación fisiológica completa que mantiene estable el pH del organismo. Es, por tanto, un sistema fisiológico integrado que incluye órganos y procesos reguladores como la respiración y la excreción renal. ¿Cómo funciona? Usa los sistemas tampón químicos para mantener el pH. El pulmón elimina CO_2, el riñón elimina hidrógeno y regula el bicarbonato y la sangre transporta y distribuye los tampones. Su función principal es mantener el pH a medio y largo plazo y actúa en minutos, horas o días.

Los sistemas amortiguadores principales, de acción rápida, que aseguran que el pH se mantenga en rango son:

- La sangre (tampón circulante).
- Los pulmones (vía de excreción), que tamponan la acidez ajustando la excreción de CO_2.
- Los riñones (vía de excreción), que aumentan la excreción o reabsorción de bicarbonato y de protones (H^+).

La sangre transporta la reserva alcalina circulante y lleva protones a los órganos excretores (pulmón y riñón). Para que la eliminación de ácidos se mantenga lo más equilibrada posible, el riñón y el pulmón se compensan uno con otro. Los sistemas tampón o *buffers* que transporta la sangre son esenciales para mantener el pH del cuerpo en un rango estrecho de salud. Tiene cuatro sistemas tampón que actúan al unísono: el bicarbonato, el fosfato, la hemoglobina y las proteínas plasmáticas. De ellos, los dos sistemas principales son los bicarbonatos y los fosfatos.

- El **sistema bicarbonato** reacciona con los ácidos de la sangre para formar ácido carbónico, que luego se descompone en agua y en CO_2 que se expulsa por los pulmones, ayudando a mantener el pH dentro de los límites fisiológicos. Lo encontramos en el líquido extracelular (LEC) y el plasma sanguíneo. Su función principal es mantener el pH sanguíneo entre 7,35 y 7,45. Es un sistema abierto (el CO_2 se elimina por ventilación respiratoria) con una gran capacidad amortiguadora; una defensa rápida y potente frente a cambios agudos de pH.

- El **sistema fosfato** actúa principalmente dentro de las células y en algunos compartimentos corporales, como el túbulo renal y la orina, cuyo pH es más ácido que el del plasma, ayudando a amortiguar los cambios de pH. Su función principal es la excreción renal de ácidos y la generación de bicarbonato. Por cada protón eliminado genera un bicarbonato nuevo que retorna a la sangre ayudando a corregir la acidosis. Es un sistema cerrado con una menor capacidad total.

Tabla 2.1. Comparación entre los sistemas bicarbonato y fosfato

CARACTERÍSTICA	TAMPÓN BICARBONATO	TAMPÓN FOSFATO
Principal localización	Plasma/LEC	Riñón y orina
Componentes	HCO_3/CO_2	HPO_4^{2}-/ H_2PO_4-
Sistema	Abierto	Cerrado
Regulación	Pulmón y riñón	Riñón
Función dominante	Mantener pH sanguíneo	Excretar ácido
Capacidad tampón	Alta	Moderada
Genera HCO_3^- nuevo	No	Sí

Fuente: Elaboración propia.

Imagina al sistema bicarbonato como el responsable de mantener la temperatura constante de tu casa y al sistema fosfato como pequeños ventiladores en cada habitación, ajustando la temperatura de ese ambiente. Entre ambos, consiguen afinar mucho esa medición y ajustar la casa que es tu cuerpo a sus parámetros óptimos para que todo funcione a la perfección.

Con la edad, además de existir una ligera tendencia hacia la acidosis metabólica subclínica, disminuye nuestra despensa alcalina. Alrededor de los cuarenta y cinco años, empezamos a perder bicarbonatos y cuando llegamos a los noventa años, hemos perdido el 18 por ciento de los bicarbonatos de nuestra despensa alcalina circulante. Por eso es tan importante comer frutas y verduras a medida que nos vamos haciendo mayores.

Despensa alcalina circulante: término que alude a la reserva de bicarbonato y otros tampones que el cuerpo utiliza para neutralizar ácidos.

Sistemas amortiguadores secundarios

Cuando el equilibrio ácido-base se altera de manera prolongada por nuestro estilo de vida, las enfermedades, los medicamentos y los tóxicos a los que estamos expuestos, el cuerpo tiene que recurrir a los sistemas amortiguadores secundarios o estructurales. Entre ellos se encuentran:

- Los huesos (y dientes)
- La matriz extracelular
- El estómago

Los **huesos** son un gran reservorio de minerales alcalinizantes, sobre todo en forma de carbonato de calcio. Cuando el pH en sangre se desvía hacia la acidosis y se agota la despensa alcalina circulante, el cuerpo utiliza este reservorio. Los huesos liberan calcio y fosfato, que actúan como tampones, neutralizando el exceso de ácidos en sangre. El peligro radica en que, si esta acidosis se mantiene en el tiempo, la movilización de minerales del hueso puede derivar en una desmineralización y una disminución de la densidad ósea, lo que aumenta el riesgo de osteopenia y, a la larga, de osteoporosis.

Otro sistema tampón secundario es la **matriz extracelular (MEC) o tejido conectivo**. La matriz extracelular es la red de soporte, el pegamento que se encuentra entre las células en nuestros tejidos. Esta red está compuesta de proteínas como el colágeno y la elastina, glicoproteínas y polisacáridos. Además de mantener la estructura y la forma de los tejidos, facilita la comunicación entre las células y ayuda en la reparación y regeneración de los tejidos.

El componente más importante de las cadenas proteicas de la matriz extracelular es el *aminoácido histidina*, una molécula tampón clave, con una gran capacidad para unirse a los radicales libres. De hecho, al tejido conectivo también se lo llama «pre-riñón», por esa capacidad que tiene de almacenar radicales ácidos que quedan aparcados hasta que la sangre vuelve a tener los tampones circulantes necesarios para movilizarlos.

Los radicales ácidos derivados de la continua renovación celular se anclan en la matriz extracelular hasta que son movilizados por la despensa alcalina:

- Si tenemos una buena despensa alcalina circulante, habrá un buen arrastre de radicales ácidos y se mantendrá el pH.

- Si se agota esta reserva, esos radicales se irán acumulando en la matriz extracelular y se acidificará el pH.

Si el pH se mantiene ácido en el tiempo, derivará en una acidosis metabólica subclínica. Además, el exceso de iones ácidos puede alterar la molécula de histidina, afectando la integridad estructural del tejido conectivo, favoreciendo la microinestabilidad y la aparición de un microtrauma. Si piensas en la matriz extracelular como la argamasa que mantiene unidos todos los componentes microscópicos del cuerpo, su debilitamiento provoca grietas y fracturas que debilitan la estructura.

La mejor ruta de detoxificación del tejido conectivo es el *sistema linfático*. Los sistemas de transporte linfático son frágiles capilares endoteliales que utilizan microbombas y la contracción muscular que recoge el exceso de líquido que se acumula en los espacios intercelulares y lo transporta de vuelta al sistema circulatorio. No obstante, la inflamación crónica, las infecciones o los tóxicos pueden comprometer la función del sistema linfático, lo que deriva en una acumulación de residuos tóxicos en la matriz extracelular.

Tenemos otro sistema amortiguador adicional: el **estómago**. El estómago es una fuente fisiológica de producción de bicarbonato, que, como ya hemos visto, es un sistema tampón fundamental. Por cada molécula de ácido clorhídrico que se fabrica, se genera también una molécula de bicarbonato (sódico o potásico). Este bicarbonato, junto con la capa de moco que protege el revestimiento del estómago, ayuda a neutralizar el ácido en la superficie creando una barrera que protege el epitelio gástrico.

Además, se libera bicarbonato a la circulación enterohepática, que es parcialmente absorbido por el páncreas y el hígado. El páncreas lo incorpora a sus secreciones enzimáticas que, al llegar al intestino, aumentan el pH duodenal a 4 (pH óptimo para las enzimas pancreáticas). Por su parte, el hígado lo utiliza para la formación de sales biliares. Es importante mantener un pH más alcalino en el intestino delgado que en el estómago, para que haya una adecuada absorción de nutrientes.

El bicarbonato entra en la circulación periférica antes de poder ser utilizado por el sistema digestivo y determina lo que se conoce como *la curva de alcalinidad postprandial.* En las personas que toman inhibidores de la bomba de protones, al inhibir la secreción de ácido clorhídrico, también se inhibe la síntesis de bicarbonato, algo que hay tener muy en cuenta porque, como hemos visto, es el principal tampón circulante.

2.5. ¿Cómo puedo evaluar y corregir mi pH sistémico?

El pH sistémico se puede evaluar con una gasometría arterial, un tipo de análisis de sangre que se extrae de la arteria radial. Este análisis permite medir el pH sanguíneo junto con otros parámetros, como la presión parcial de CO_2 y la concentración de bicarbonato. Además, permite determinar si existe acidosis o alcalosis y evaluar si el origen es metabólico o respiratorio. Suele hacerse a nivel hospitalario.

Aunque la sangre es el principal indicador, se puede evaluar el pH en orina para así inferir como está el pH en sangre. Los riñones son los principales reguladores, junto con los pulmones, del pH sistémico y actúan excretando o reteniendo iones de hidrógeno y bicarbonato. Al hacerlo, modifican el pH de la orina. Dado que los ácidos en exceso son eliminados a través de los riñones y excretados por la orina, valorando el pH en orina tenemos un modo simple y preciso de saber cómo está el pH sistémico.

¿Cómo medir el pH en orina? Es un proceso sencillo en el que se utilizan tiras reactivas o *pH strips*. Como la primera orina de la mañana es fisiológicamente ácida por el cierre nocturno de las rutas metabólicas y de la excreción renal de los metabolitos ácidos que se acumulan en la vejiga, debes realizar la medición en la segunda orina de la mañana. El pH de la orina puede variar entre 4,5 y 8,0, pero en esta medición debería ser superior a 7.

Si tu primera orina de la mañana es alcalina, no te alegres. Eso quiere decir que hay muchos residuos ácidos en tu vejiga que irritan la mucosa vesical y activan receptores para que el riñón, durante la noche, compense ese exceso de acidez.

Mientras que el pH sistémico es un indicador de la estabilidad interna del cuerpo, el pH en orina refleja cómo el organismo y en especial los riñones trabajan para mantener ese equilibrio.

¿Y si el pH te ha salido desequilibrado? El abordaje terapéutico para corregirlo debe incluir:

- Una dieta rica en alimentos alcalinizantes (PRAL < 0). Lo ideal sería comer un 80 por ciento de alimentos neutros o alcalinos y un 20 por ciento de alimentos ácidos.
- Beber suficiente agua a lo largo del día para asegurar el buen funcionamiento renal.
- Manejar el estrés, que es muy acidificante por el cortisol.
- Hacer ejercicio aeróbico para optimizar la absorción de oxígeno.
- También es posible estimular la eliminación de toxinas ácidas con saunas o baños de agua caliente con sal, que eliminan tóxicos por la piel.

Mientras hacemos las modificaciones de estilo de vida

necesarias, podemos tomar temporalmente minerales alcalinizantes. Los cuatro electrolitos alcalinizantes más importantes en sangre y en matriz extracelular son el calcio, el magnesio, el sodio y el potasio. Lo más efectivo es aportar los cuatro en la misma fórmula con una proporción calcio-magnesio de 3:1 en forma de bicarbonato.

Las ventajas de los bicarbonatos son numerosas: tienen cinco veces más capacidad alcalinizante que los citratos, su disponibilidad es inmediata porque presentan una rápida absorción y forman parte de la reserva alcalina fisiológica, lo que los convierte en el formato más seguro para el organismo. Además, si nos excedemos con la dosis de bicarbonato, el cuerpo tiene una gran capacidad para regular el exceso, eliminando el sobrante. El aporte de bicarbonatos disminuye el ácido láctico durante el ejercicio, por lo que aumenta el rendimiento muscular y evita el depósito de cristales que se traducen en las tan temidas agujetas que aparecen el día después de hacer deporte.

En caso de osteoporosis, sin embargo, los bicarbonatos no son la fórmula adecuada, ya que pueden disminuir la excreción urinaria del calcio. En este caso serían de mayor utilidad los citratos, que se retiran rápidamente de la circulación sanguínea para ser utilizados. Diversos estudios señalan que la suplementación con citratos disminuye la movilización de calcio desde los huesos, reduce los marcadores de resorción ósea y mejora la densidad mineral ósea en mujeres postmenopáusicas.

Otro de los ingredientes necesarios en la fórmula alcalinizante es el zinc. El zinc es el núcleo activo de la anhidrasa carbónica, la enzima que cataliza la reacción reversible entre el CO_2 y el agua para formar ácido carbónico, y a su vez, facilita la disociación en bicarbonato y protones. Esta reacción es fundamental para regular el equilibrio ácido-base. Sin el zinc, la anhidrasa carbónica pierde su capacidad para catalizar la conversión, algo que afectaría a la regulación del pH y otros procesos fisiológicos críticos.

La idea principal que podemos extraer del pH sistémico es que es un indicador clave del equilibrio ácido-base del organismo y que necesita mantenerse dentro de unos márgenes muy estrechos, entre 7,35 y 7,45 en sangre. Los sistemas tampón (bicarbonatos y fosfatos), la función pulmonar y la función renal son los actores que van reajustando la respiración y la eliminación de ácidos y bases por la orina para asegurar que las reacciones celulares se desarrollen de manera óptima y dentro de los márgenes de pH fisiológicos. Así, protegen la salud y previenen el desarrollo de patologías cardiovasculares, metabólicas, neurodegenerativas y endocrinas.

Imagina que tu cuerpo es una chimenea que necesita oxígeno para mantener el fuego justo; ni muy intenso, ni apagado. Si entra demasiado aire, el fuego se aviva y la temperatura sube; si entra poco, el fuego se apaga y el ambiente se enfría. El secreto está en regular constantemente el combustible y el tiro de la chimenea para que la llama se mantenga siempre en su punto óptimo. La chimenea representa tu organismo, con su capacidad para neutralizar y eliminar los residuos metabólicos. El fuego simboliza tu metabolismo, la energía que producen las células para mantenerte vivo, y el humo y los gases son los productos nacidos del metabolismo, como el CO_2 y otros compuestos que el cuerpo debe eliminar para mantener el pH estable.

Cuando vives una situación de estrés agudo, respiras más rápido, eliminas más CO_2 y el pH sube (alcalosis). Sin embargo, si el estrés se mantiene en el tiempo, el metabolismo sigue activo, se generan más residuos ácidos y el pH disminuye (acidosis sistémica subclínica).

3

El pH en heces, un indicador de salud hepática y homeostasis intestinal

3.1. Qué es el pH fecal y qué lo altera

Si queremos conocer el estado funcional del intestino grueso y, de manera indirecta, el estado de la función hepática, lo mejor que podemos consultar es el pH en heces, también conocido como pH fecal. Analizarlo es, sin duda, una herramienta útil no invasiva y fácil de realizar, que nos permite conocer rápidamente cómo se encuentra nuestro cuerpo.

El pH fecal mide la acidez o alcalinidad del contenido intestinal final y puede ofrecer información relevante sobre la composición de la microbiota colónica y el equilibrio o desequilibrio entre los procesos fermentativos y los procesos putrefactivos que tienen lugar en el colon. En otras palabras, el valor del pH que obtengamos nos orienta sobre la naturaleza de los productos metabólicos generados por nuestra microbiota. En condiciones normales, el pH en heces oscila entre 5,8 y 6,4, aunque en algunos laboratorios puede llegar hasta 7,5.

El pH fecal está influenciado por una compleja interacción entre la dieta, la microbiota intestinal, la actividad metabólica microbiológica y la función digestiva y hepática del individuo. Su papel en el valor final resulta muy importante, así que vamos a verlos con más detenimiento.

El papel de la microbiota intestinal

El equilibrio entre los distintos grupos bacterianos, virus, hongos y parásitos es fundamental para la homeostasis intestinal y para mantener un pH en rango. Los procesos metabólicos de cada uno de estos grupos microbiológicos requieren de un pH determinado, más ácido en el colon ascendente y más alcalino en el colon descendente. Cuando hay una disbiosis, esto es, un estado de desequilibrio cuantitativo o cualitativo de la microbiota, se altera la producción de metabolitos y el pH en el intestino.

> **Metabolito:** cualquier sustancia que el cuerpo produce o bien utiliza durante el metabolismo, el proceso por el que descompone alimentos, medicamentos, sustancias químicas o sus propios tejidos.

La disbiosis se puede producir por una disminución de los grupos de homeostasis o por un aumento de los patógenos facultativos,

Éstos son algunos organismos de nuestra microbiota a los que debemos prestar atención:

- La **microbiota sacarolítica**: llamada así porque metabolizan carbohidratos (sacáridos), entre ellos están *Faecalibacterium prausnitzii*, *Akkermansia muciniphila*, *Roseburia*, *Bifidobacterium*, *Lactobacillus* o *Enterococcus* spp. En el proceso, generan metabolitos ácidos (como los ácidos grasos de cadena corta) que acidifican el pH del colon y sirven de nutrientes a los colonocitos. La fermentación de los hidratos de carbono por la microbiota sacarolítica y la producción de ácidos grasos de cadena corta (acetato, propionato y butirato) por la microbiota muconutritiva transcurren preferentemente en un medio ácido intestinal. No obstante, si el pH disminuye en exceso (< 5,8), se produce un bloqueo metabólico, sobre todo en la ruta de la digestión de los carbohidratos. Como resultado, no se fermentan por completo y aumentan las sustancias intermedias ácidas. Como una reacción en cadena, esto provoca que se acidifique todavía más el pH en el colon. En estos casos, solemos encontrar una microbiota sacarolítica, sobre todo *Akkermansia muciniphila*, que es la gran estabilizadora de las rutas de neoglucogénesis, muy comprometida. Un predominio de bacterias fermentadoras de carbohidratos también tiende a acidificar el medio intestinal, por el aumento de los productos metabólicos resultantes.

- La **microbiota lipolítica**: se alimenta de grasa y, en exceso, genera productos metabólicos tóxicos que lesionan la mucosa intestinal y sobrecargan el hígado. *Clostridium* spp., además, genera enzimas potencialmente carcinogénicas como la nitrorreductasa, la 7 α reductasa, la azorreductasa y la β glucosidasa.
- La **microbiota proteolítica**: como el *E. coli* patógeno, enterobacterias, *Pseudomonas* spp., *Bacteroides* spp. o *Clostridium* spp. generan productos metabólicos alcalinos como el amoníaco y las aminas biógenas, que alcalinizan el pH intestinal. La proteólisis de péptidos y aminoácidos se desarrolla preferentemente en un medio más alcalino. También la reducción de sulfatos con formación de sulfuro de hidrógeno (H_2S) y

> la metanogénesis con formación de metano (CH_4) ocurren en un medio neutro o ligeramente alcalino.

La insuficiencia pancreática exocrina, los antibióticos que interfieren con el rescate colónico de los hidratos de carbono no absorbidos en el intestino delgado, algunas patologías endocrinas y un hígado funcionalmente comprometido pueden derivar en un colon con un pH demasiado ácido.

Por su parte, un pH alcalino por encima de 6,4 es el resultado de una disminución de las bacterias sacarolíticas que se suele asociar a un aumento de bacterias proteolíticas y otros patógenos facultativos que generan metabolitos proinflamatorios como el amoníaco, las aminas biógenas, compuestos fenólicos, toxinas urémicas (indol, p-cresol u otras), tiol... Todos estos metabolitos inflaman y acaban lesionando la pared intestinal.

La dieta

¿Sabías que la dieta cetogénica, la dieta carnívora y la dieta baja en FODMAP (fermentables, oligosacáridos, disacáridos, monosacáridos y polioles), sostenidas en el tiempo, acaban teniendo un impacto negativo en nuestra microbiota? Es así porque la microbiota de homeostasis se alimenta fundamentalmente de fibra, almidón resistente y polifenoles y, sin ellos, el cuerpo no puede producir metabolitos beneficiosos como los ácidos grasos de cadena corta que tienen la función de acidificar el pH del colon.

Una dieta rica en proteínas de origen animal puede favorecer un aumento de proteólisis en colon descendente, dando lugar a un exceso de amoníaco, aminas y otros derivados nitrogenados, que elevan el pH fecal y lo alcalinizan.

Este perfil se asocia con un riesgo aumentado de cáncer colorrectal.

Por el contrario, el consumo elevado de azúcares simples y polioles como el sorbitol o manitol, que son azúcares fermentables, conlleva el riesgo de generar una fermentación excesiva, con producción de ácidos orgánicos, reduciendo y acidificando el pH fecal. La composición de la dieta, hacia un extremo o hacia el otro, es uno de los principales determinantes del pH fecal.

La velocidad del tránsito intestinal

El tránsito intestinal es el tiempo que tarda la comida en pasar por el sistema digestivo, desde que te sientas a la mesa hasta que los nutrientes se absorben y los residuos se desechan. El tiempo de tránsito normal es de 30 a 40 horas, aunque puede variar entre personas, y se considera normal hasta un máximo de 72 horas.

Después de comer, los alimentos tardan de media de seis a ocho horas en pasar por el estómago y el intestino delgado. De ahí, cubren el siguiente recorrido:

- **En el estómago**, el bolo alimenticio se mezcla con los ácidos gástricos y enzimas como la pepsina. Se forma el *quimo*, que pasa al intestino delgado.
- **En el intestino delgado**, el quimo se mezcla con las secreciones biliares y pancreáticas y pasa a llamarse *quilo*. La mayor parte de la digestión y absorción de nutrientes ocurre aquí.
- Los restos del quilo pasan **al intestino grueso** (colon), donde se reabsorbe más agua y se metabolizan los residuos no digeribles por nuestra microbiota.
- Los desechos sólidos forman el *bolo fecal*, que se al-

macena **en el recto** hasta que sale por el ano; son las *heces*.

La velocidad con la que los residuos transitan por el intestino también puede afectar al pH. Un tránsito lento (estreñimiento) favorece un mayor tiempo de residencia fecal en el colon distal y un aumento de la putrefacción proteica, alcalinizando el pH. En el otro extremo, un tránsito rápido (diarrea) reduce la absorción de los ácidos grasos y favorece la presencia de ácidos no neutralizados, lo que acidifica el pH.

Uso de fármacos

El uso de algunos fármacos de manera continuada puede alterar la microbiota y la homeostasis intestinal y afectar al pH local. A la inversa, el pH gastrointestinal es un factor importante a la hora de determinar la absorción y la biodisponibilidad oral de los fármacos. Esto significa que, si nuestro pH en el intestino está por encima o por debajo de los valores adecuados, el medicamento que estemos tomando puede no tener el efecto esperado en nuestro cuerpo. Sucede así porque un pH desregulado puede cambiar la disolución, solubilidad, liberación y estabilidad de un fármaco, así como la permeabilidad intestinal. El pH y el tiempo de tránsito intestinal de cada región del tracto gastrointestinal pueden contribuir a la variabilidad en la velocidad o grado de absorción del fármaco.

Estabilidad de un fármaco: capacidad de un medicamento para mantener sus propiedades físicas, químicas, microbiológicas y biofarmacéuticas durante su vida útil. Es un valor fundamental para asegurar su uso seguro y eficaz.

¿Qué fármacos son los que más pueden alterar el pH gastrointestinal? Deberíamos prestar mucha atención a los antibióticos de amplio espectro, los laxantes osmóticos, los inhibidores de la bomba de protones o los anticonceptivos orales.

- **Los antibióticos de amplio espectro** reducen la diversidad microbiana y modifican la producción de ácidos grasos de cadena corta y de compuestos nitrogenados.
- **Los inhibidores de la bomba de protones** pueden tener un impacto indirecto, ya que alteran la acidez gástrica y, por ende, la composición microbiana distal.
- **Los laxantes osmóticos** pueden cambiar el volumen de agua y sales en el lumen intestinal y afectar al pH directamente.
- **Los anticonceptivos orales** mantienen concentraciones constantes de estrógenos y progesterona en la circulación, lo que parece disminuir la riqueza y alterar la composición de la microbiota intestinal.

Infecciones o enfermedades digestivas

Enfermedades como el síndrome del intestino irritable, la colitis ulcerosa, la enfermedad celíaca o la intolerancia a azúcares (lactosa, fructosa, sorbitol) modifican el ambiente colónico y, como resultado, alteran el pH fecal. Por ejemplo, la malabsorción de hidratos de carbono como la lactosa es muy común en la infancia y se asocia a diarreas y un pH fecal ácido. A su vez, el pH del tracto digestivo puede afectar a la digestión y la susceptibilidad a infecciones.

Las infecciones gastrointestinales como las causadas por rotavirus, *Clostridium difficile* o *Giardia lamblia* pueden alterar significativamente el pH fecal, a menudo hacia valores más ácidos debido a la fermentación excesiva o el daño en la mucosa. Estas infecciones pueden provocar inflamación y permeabilidad intestinal.

Secreciones gastrointestinales y la función hepática

Por último, tanto las secreciones que se producen en el entorno gastrointestinal como la acción del hígado pueden tener consecuencias en el pH fecal. Por ejemplo, la bilis tiene un efecto alcalinizante: si disminuye su producción o el flujo hacia el intestino, como ocurre en algunas enfermedades hepáticas, se puede alterar la digestión lipídica y se reduce la neutralización del pH.

Las secreciones pancreáticas (bicarbonato) ayudan a mantener un pH más neutro en el intestino delgado. Recuerda que el bicarbonato es un sistema tampón, por lo que tiene la capacidad de alcalinizar su entorno a corto plazo para equilibrar el pH. No obstante, si hay una insuficiencia pancreática exocrina que disminuye la secreción de enzimas digestivas y bicarbonato, el ambiente intestinal se puede volver más ácido.

3.2. Cuando el equilibrio se rompe: relación entre el pH fecal, la disbiosis y las enfermedades hepáticas

Como acabamos de ver, el hígado influye en el pH intestinal principalmente a través de la producción de bilis, que participa en la emulsificación de grasas y en el mantenimiento de un entorno intestinal alcalino. Pero esto no siempre se mantiene estable: disfunciones hepáticas como la colestasis o disminución del flujo biliar hacia el duodeno, la cirrosis y el hígado graso no alcohólico (HGNA o MASLD) pueden alterar la producción o el flujo biliar, modificando el pH intestinal y el equilibrio microbiológico.

Además, la detoxificación hepática regula el paso de metabolitos y toxinas hacia el intestino. Cuando funciona bien, el hígado es un guardián perfecto, capaz de detener los elementos dañinos y mantener un control sobre qué llega al intestino. Sin embargo, cuando lo convertimos en un trabajador sobrecargado, existe el riesgo de que deje pasar compuestos proinflamatorios hacia el intestino. Estos compuestos afectan a la integridad de la barrera intestinal y alteran la composición microbiana, generando un círculo vicioso entre la disbiosis y la inflamación hepática.

A su vez, una disbiosis con exceso de bacterias gramnegativas genera un aumento en el intestino grueso de toxinas como los lipopolisacáridos (LPS) y las aminas biógenas, lo que conlleva una mayor producción de gas y de desechos nitrogenados, sobre todo de amoníaco. Estos compuestos se convierten en sustancias menos tóxicas gracias a la acción coordinada de nuestra microbiota, nuestro intestino y nuestro hígado, lo que permite mantener el pH en rango.

El caso del amoníaco, un equilibrio complejo

El amoníaco se produce ante todo en el intestino y el hígado como resultado del metabolismo de las proteínas. Cuando comemos proteínas (carne, huevos, legumbres...), éstas se descomponen en aminoácidos durante la digestión. Algunos aminoácidos se utilizan para construir tejidos y otros se degradan y liberan su grupo amino, que se convierte en amoníaco. En el intestino, ciertas bacterias también producen amoníaco al metabolizar los péptidos que llegan al colon y las células epiteliales procedentes de la descamación del intestino.

El amoníaco en grandes cantidades altera el pH intestinal, puede alterar el pH sistémico y afectar al sistema nervioso, produciendo un estado grave llamado *encefalopatía hepática*. Por eso, el cuerpo ha desarrollado una vía muy especializada para deshacerse de él: se le añade un protón (H^+) para generar amonio, que no daña la pared intestinal y que sí somos capaces de eliminar por heces y por riñón.

¿Qué ocurre si se sobrepasa la capacidad del intestino para neutralizar el amoníaco? Cuando existe un exceso en el colon y el pH aumenta por encima de 6,4, el amoníaco se retira del intestino y llega al hígado, para ser transformado en el ciclo de la urea.

Ciclo de la urea: proceso bioquímico que ocurre en el hígado, gracias al cual el amoníaco se convierte en urea, una sustancia no tóxica que pasa a la sangre, llega a los riñones y se elimina por la orina. Es el principal apoyo de nuestro intestino cuando la carga tóxica sobrepasa su capacidad para neutralizar el exceso de amoníaco y evitar así que se altere el pH intestinal y, en consecuencia, el sistémico.

¿Qué ocurre entonces en la encefalopatía hepática? El amoníaco no se convierte de forma eficaz en urea cuando tenemos un hígado enfermo que no puede detoxificar adecuadamente. Si se eleva el amoníaco en sangre a niveles tóxicos, puede atravesar la barrera hematoencefálica, lo que desencadena edema astrocitario, alteración en la neurotransmisión de los sistemas glutamatérico, gabaérgico y dopaminérgico y cambios cognitivos y de nivel de consciencia (síndrome confusional similar a una borrachera). El síntoma evidente es neurológico, pero el origen es intestinal y hepático. El tratamiento, además, lo confirma, porque se usa por un lado lactulosa, que acidifica el contenido del colon, aumenta la excreción fecal de amonio y crea un ambiente hostil para las bacterias con actividad ureasa, y la rifaximina, un antibiótico no absorbible que reduce las bacterias productoras de amonio, disminuye la inflamación intestinal y mejora la disbiosis.[3]

3.3. ¿Cómo puedo evaluar y corregir el pH fecal?

Existen diferentes métodos para valorar el pH fecal y, al contrario que con el pH sistémico, hay opciones más cómodas y asequibles que los análisis de sangre.

- Las **tiras reactivas de pH** son un método casero y rápido que ofrece una lectura orientativa. Para utilizarlas hay que recoger una pequeña muestra de heces y colocarla sobre una tira de papel de pH. El color resultante se compara con una escala cromática.

3. «Hepatic encephalopathy», en Bircher, J., Benhamou, J. P., McIntyre, N., Rizzetto, M. y Rodés, J. (eds.), *Oxford Textbook of Clinical Hepatology*, 2.ª ed. (1999), pp. 765-784.

«Hepatic encephalopathy syndromes and therapies», Bloomington (IL), *Medi-Ed Press* (1994), pp. 331-349.

«Hepatic encephalopathy», en Sherlock, S. y Dooley, J. (eds.), *Diseases of the Liver and Biliary System*, 10.ª ed. (1997), pp. 87-102.

«Hepatic encephalopathy», en Zakim, D. y Boyer, T. D. (eds.), *Hepatology. A Textbook of Liver Disease*, 3.ª ed. (1996), pp. 605-618.

«Hepatic encephalopathy», en Bircher, E. R., Sorrell, M. F. y Maddrey, W. C. (eds.), *Diseases of the Liver*, 8.ª ed. (1999), pp. 545-582.

- Ventajas: rapidez, bajo costo, útil para seguimiento en casa.
- Limitaciones: menor precisión y el resultado depende de la hidratación y la homogeneidad de la muestra.

- La **medición en laboratorio** incluye la medición del pH fecal como parte de un estudio de microbiota o de marcadores de funcionalidad digestiva.
    - Ventajas: mayor precisión y se puede correlacionar con otros biomarcadores (AGCC, enzimas, composición de la microbiota...).
    - Limitaciones: requiere infraestructura y es más costoso.

Cómo corregir el pH fecal

Si ya tienes tus resultados e indican que el pH gastrointestinal está en valores poco óptimos, es hora de hacer un cambio de hábitos y ponerle remedio. La corrección del pH requiere de una intervención nutricional personalizada y del uso de probióticos, prebióticos y simbióticos.

Un **pH ácido** sugiere que hay una fermentación excesiva, por lo que lo primero que debemos hacer es buscar la causa para poder tratarla. Por ejemplo, puede haberse originado por una disbiosis, intolerancia a la lactosa, fructosa o sorbitol o diarrea osmótica. En este último caso debemos asegurar una buena hidratación con agua y electrolitos; el agua de mar isotónica puede ser un buen recurso. Además, restableceremos el equilibrio microbiológico con probióticos moduladores (*Saccharomyces boulardii* o *Lactobacillus plantarum*, entre otros) y moderaremos la ingesta de fibra soluble, evitando las fibras altamente fermentables, mientras corregimos la causa.

En el otro extremo, un **pH alcalino** puede indicar un tránsito intestinal lento, baja fermentación, exceso de proteólisis o alteración biliar o hepática. Además de valorar la función hepática, usaremos alimentos que estimulen el flujo biliar, como los amargos naturales (alcachofa, endibias, berros, diente de león, rabanitos) y fibra fermentable para alimentar a la microbiota sacarolítica. Si hay un tránsito intestinal lento, la actividad física será tu aliada, porque favorece el peristaltismo. También podemos utilizar butirato mientras remontamos la microbiota muconutritiva. Lo veremos más en profundidad en el último capítulo.

En conclusión, el pH en heces es un medidor muy útil para conocer el rendimiento enzimático en el intestino grueso, los patrones de disbiosis y el estado del funcionamiento hepático. Además, tiene repercusión a nivel metabólico. Lo que debe quedarnos claro es que el exceso de sustancias tóxicas, gas y amoníaco en el intestino genera inflamación local, aumento de permeabilidad intestinal y el paso de metabolitos tóxicos a la sangre, que llegan al hígado para ser neutralizados. El hígado va tirando de la reserva alcalina circulante para neutralizarlos y devolverlos al intestino o al riñón para ser eliminados, pero esa reserva puede agotarse. Cuando eso sucede, se sobrepasa la capacidad détox del hígado y se alcaliniza el pH intestinal.

Si el intestino está alcalino, quiere decir que, a nivel sistémico, el pH está ácido. Hablamos entonces de acidosis metabólica subclínica e inflamación de bajo grado sistémica, dos estados que se relacionan con la resistencia a la insulina, la enfermedad esteatósica hepática no alcohólica y con patologías endocrinas, metabólicas, cardíacas y neuropsiquiátricas.

3.4. Caso clínico

Javier tiene sesenta y cinco años y viene a consulta porque tiene estreñimiento crónico, digestiones lentas, flatulencias olorosas y fatiga postprandial (después de comer). Hace un año le diagnosticaron enfermedad esteatósica metabólica hepática (MASLD). Su índice de masa corporal (IMC) es 31, lo que significa que tiene un sobrepeso grado 1. Además, mantiene un estilo de vida sedentario y su dieta es rica en carnes y alimentos procesados y pobre en fruta y vegetales. Como tiene la presión arterial alta, está medicado con un inhibidor de la ECA o enzima convertidora de la angiotensina.

Hacemos un estudio de microbiota que refleja:

- Un bajo nivel de *Bifidobactecterium* y de *Faecalibacterium*, dos géneros claves en la producción de ácidos grasos de cadena corta (AGCC) con acción antiinflamatoria.
- Un aumento de proteobacterias, asociado a disbiosis de tipo putrefactivo.
- Niveles de butirato y de propionato bajos y niveles elevados de acetato.
- Un pH fecal alcalino (8).

También hacemos una analítica en sangre, en la que se observan las transaminasas (enzimas hepáticas) GGT y ALT ligeramente elevadas, compatible con su hígado graso. Asimismo, existe una posible sobrecarga de amoníaco y compuestos nitrogenados. No es extraño, puesto que un pH alcalino en heces indica una fermentación proteica excesiva con producción de amoníaco y aminas biógenas, además de tránsito lento. La disfunción hepática dificulta la eliminación de los compuestos nitrogenados.

¿Cuál es el mejor abordaje terapéutico integrativo para

Javier? Nos enfocamos en restaurar la microbiota intestinal y su metabolismo, apoyar la función hepática y el drenaje, reequilibrar el metabolismo energético y reducir la inflamación.

Para ello, le propongo un cambio dietético con reducción del consumo de proteínas animales y eliminación de ultraprocesados. Si, en paralelo, Javier aumenta el consumo de vegetales de hoja verde, frutas de baja carga glicémica, almidón resistente y fibra soluble, estará ayudando a su organismo a dar la vuelta a la situación. Esto sucede así porque el almidón resistente tipo 2 que encontramos en el plátano verde, los almidones como la patata y el boniato cocidos y enfriados, y la fibra soluble (inulina, goma guar), ayudan a remontar *Faecalibacterium* y favorecer la producción de butirato.

Como los procesos de curación no se dan de la noche a la mañana, en las primeras semanas añadimos butirato como suplemento dietético, para controlar la inflamación intestinal mientras se reequilibra la microbiota. Por otra parte, apoyamos al hígado con cardo mariano y *Desmodium*. El principal activo del cardo mariano es la silimarina, un antioxidante y regenerador hepatocelular que mejora las transaminasas y estimula la síntesis de glutatión, mientras que *Desmodium adscendens* estabiliza las membranas de los hepatocitos y facilita el flujo biliar. Por último, aportamos cúrcuma fitosomada con piperina, un potente antiinflamatorio hepático que además mejora la sensibilidad a la insulina y la digestión de las grasas.

Dada la historia de estreñimiento crónico de Javier, le propongo hacer una hidroterapia de colon para eliminar residuos acumulados y reducir la carga tóxica local. Además, le prescribo actividad física regular, combinando ejercicios aeróbicos moderados como caminar o nadar con entrenamiento de fuerza tres veces por semana. Le será de gran ayuda, porque la actividad física mejora la sensibilidad a la insulina, la motilidad intestinal y la oxidación hepática de las grasas.

A los dos meses, Javier regresa con una notable mejoría: ha perdido 5 kilos, tiene más energía y menos somnolencia postprandial, sus heces son más regulares y blandas y las flatulencias han disminuido mucho y ya no son olorosas. En el control analítico, las transaminasas comienzan a normalizarse y el pH fecal se acerca a 6,5. Gracias a que ha cumplido con todos los cambios propuestos, su salud está mucho mejor.

4

La central depuradora del cuerpo

4.1. Las tres fases detoxificadoras

Como ya hemos visto al principio del libro, el hígado es una verdadera central química depuradora que se encarga de neutralizar y eliminar las sustancias tóxicas. Vivimos rodeados de elementos patógenos en nuestra comida, la ropa que nos ponemos o el aire que respiramos, y por eso esta función es clave para nuestra salud. Sólo gracias al hígado somos capaces de mantener la homeostasis interna frente a compuestos tanto endógenos (hormonas, productos del metabolismo, fragmentos bacterianos de nuestra microbiota...) como exógenos (fármacos, aditivos, contaminantes, edulcorantes...).

Para comprender la detoxificación hepática —un proceso tan mencionado y tan poco entendido— imaginemos que nuestro cuerpo es un gran reino vivo, cuyos habitantes (las células) dependen de la armonía entre ellos para mantener la salud. En medio del reino se levanta una ciudad vibrante, siempre encendida: Hepatia, la metrópolis donde se encuentra el órgano más versátil del cuerpo: el hígado.

El hígado no sólo participa en la digestión, el metabolismo, la producción de energía o la regulación hormonal, también alberga uno de los sistemas de limpieza más sofisticados de la naturaleza: la detoxificación.

Detoxificación: conjunto de procesos mediante los cuales el organismo transforma y elimina sustancias potencialmente dañinas. En el lenguaje cotidiano, détox suele asociarse a dietas rápidas, batidos milagrosos o limpiezas extremas, pero, en biología, la detoxificación es algo completamente distinto. *Detoxificar* significa transformar y eliminar sustancias para que no resulten dañinas para el organismo.

Las sustancias que se eliminan a través de la detoxificación pueden ser:

- Toxinas naturales del metabolismo (como el amoníaco)
- Residuos de hormonas
- Restos de medicamentos
- Alcohol
- Componentes de alimentos ultraprocesados
- Contaminantes ambientales
- Subproductos de bacterias intestinales

La detoxificación hepática no es opcional ni intermitente: sucede 24/7, todos los días de tu vida. Y el hígado es el protagonista de esta operación. Visualiza tu hígado como un taller gigantesco lleno de equipos especializados que trabajan en cadena. En ellos, cada sustancia que llega debe ser:

1. Identificada
2. Transformada
3. Neutralizada
4. Eliminada fuera del cuerpo

Este proceso ocurre en tres etapas conocidas: biotransformación o bioactivación (fase 1), conjugación (fase 2) y eliminación (fase 3). Cada una de estas fases es crucial para transformar las toxinas liposolubles (se disuelven en grasas y aceites, no en agua) en sustancias hidrosolubles (solubles en agua) y así poder excretarlas a través de las heces, la orina, el sudor o la respiración. Estas reacciones químicas se realizan por la acción de diferentes enzimas específicas para cada fase. Sin embargo, antes de entrar en profundidad en lo que ocurre en cada fase, es importante conocer algunos conceptos importantes.

Polimorfismo genético: variación en un gen responsable de la expresión de una enzima que determina que esa enzima vaya más rápido o más lento. Las diferencias individuales en estos genes que codifican enzimas explican por qué algunas personas metabolizan con rapidez ciertas sustancias como fármacos, alcohol o café, y por qué otras personas lo hacen lentamente.

Es importante valorar los polimorfismos porque influyen en la tolerancia a fármacos, la sensibilidad a toxinas y la carga oxidativa. Por ejemplo, si tienes un polimorfismo en el gen CYP1A2 que hace que tu enzima tenga una actividad reducida, la cafeína permanecerá más tiempo en tu cuerpo y tardarás más en eliminarla. Si, además, consumes más de dos o tres cafés al día, tendrás un mayor riesgo cardiovascular que la población que no tiene este polimorfismo.

Un polimorfismo genético hace referencia a pequeñas variaciones en la secuencia de ADN entre los individuos. Cada persona tiene dos copias de cada gen, una heredada de su madre y otra heredada de su padre, lo que puede dar lugar a dos escenarios:

- **Homocigosis:** cuando las dos copias del gen (alelos) son idénticas porque la persona ha heredado la misma variante genética de ambos progenitores.
- **Heterocigosis:** cuando las dos copias del gen son diferentes. Si una persona es heterocigota para un polimorfismo quiere decir que ha heredado una copia normal y una copia mutada.

Ya sabemos qué son los polimorfismos, pero ¿cuándo se dan? Para responder a eso, debes saber primero que, si descomponemos las cadenas de ADN, encontramos los nucleótidos.

Nucleótido: unidad básica del ADN y ARN. Cada nucleótido está compuesto por tres componentes: un grupo fosfato, un azúcar (desoxirribosa en el ADN y ribosa en el ARN) y una base nitrogenada. Estas bases nitrogenadas son las que contienen la información genética y pueden ser de cuatro tipos en el ADN (adenina, timina, citosina y guanina).

Es en los nucleótidos donde podemos encontrar las variaciones que producen los polimorfismos. Un polimorfismo ocurre cuando un nucleótido en una posición específica del ADN es diferente entre distintas personas. Por ejemplo, en la posición 677 del gen MTHFR, que codifica una enzima que metaboliza la vitamina B9, algunas personas tienen una citosina (C), mientras que otras tienen una timina (T). A esto lo llamamos tener un polimorfismo MTHFR C667T. Esta pequeña diferencia puede alterar el funcionamiento de la enzima y por ende las reacciones químicas consecutivas.

Otros elementos capaces de alterar el desarrollo de las

tres fases detoxificadoras son los inductores y los inhibidores, que pueden aumentar o disminuir la actividad de las enzimas.

- **Inductores:** son sustancias que aumentan la actividad de algunas enzimas, acelerando el metabolismo hepático. Esto puede ser beneficioso para eliminar toxinas, pero también puede reducir la eficacia de ciertos fármacos porque reduce su vida media. Uno de los componentes del brócoli, el sulforafano, es un potente inductor de las enzimas de fase 2, lo que aumenta la eliminación de toxinas ambientales relacionadas con algunos cánceres como el de colon y el de mama. Por eso, en personas con mayor riesgo, puede ser recomendable consumir sulforafano. Los brotes de brócoli tienen la mayor concentración de sulforafano.
- **Inhibidores:** son sustancias que disminuyen o bloquean la actividad de las enzimas detoxificadoras. Esto puede aumentar la toxicidad de determinados fármacos al impedir su eliminación o aumentar la acumulación de metabolitos reactivos que aumentan el estrés oxidativo y pueden lesionar el ADN de nuestras células. Es el caso del pomelo, que contiene furanocumarinas que inhiben la enzima CYP3A4 de fase 1, responsable de metabolizar una gran cantidad de fármacos. Si bebes zumo de pomelo todas las mañanas y estás tomando estatinas, antihipertensivos, benzodiacepinas o algunos inmunosupresores, estarás aumentando la concentración plasmática más allá de lo previsto, lo que puede potenciar tanto su efecto como los efectos secundarios o tóxicos.

4.2. Fase 1: bioactivación

Es el primer paso para transformar las toxinas liposolubles en sustancias más reactivas. Este proceso es esencial para transformar las sustancias químicas, como fármacos y xenobióticos, en sustancias más hidrosolubles que serán conjugadas con otras sustancias en la fase 2 y eliminadas por la orina, las heces, el sudor o la respiración.

¿Dónde está el riesgo en esta parte del proceso? En que estas reacciones, además de metabolitos más reactivos, generan radicales libres, esas moléculas inestables que pueden dañar nuestras células si no se neutralizan adecuadamente por nuestro sistema antioxidante. Si esto falla, aumentará el estrés oxidativo en el cuerpo.

En esta fase intervienen un grupo de enzimas conocidas como las enzimas del sistema citocromo P450 (CYP450) que modifican químicamente las toxinas por medio de reacciones de oxidación, reducción o hidrólisis. Los polimorfismos genéticos de este grupo de enzimas afectan directamente a la capacidad de detoxificación de tu hígado y tienen importantes implicaciones clínicas.

Éstos son los principales genes de esta familia CYP450 con relevancia clínica, que veremos en detalle a continuación:

- CYP1A1
- CYPIA2
- CYP1B1
- CYP2D6
- CYP3A4 y CYP3A5

CYP1A1

Este gen metaboliza compuestos altamente reactivos como los hidrocarburos aromáticos policíclicos (HAP), las dioxinas y algunos fármacos. Su expresión puede ser inducida por la exposición a contaminantes como el humo del tabaco o la polución industrial.

Expresión génica: proceso por el cual la información codificada por un gen se usa para producir moléculas de ARN que dan lugar a proteínas o moléculas que cumplen otras funciones. La expresión de un gen no es algo fijo, sino que puede variar (encenderse o apagarse) según las circunstancias ambientales (epigenética).

HAP: grupo de más de cien compuestos orgánicos formados por dos o más anillos aromáticos fusionados a los que consideramos contaminantes químicos. Se forman durante la combustión incompleta del carbón, petróleo, gasolina y basuras y durante el secado, el ahumado e incluso el calentamiento de los alimentos. Los alimentos ricos en grasas y proteínas preparados a altas temperaturas, y las parrillas y barbacoas son una importante fuente de exposición a HAP. El humo del tabaco también representa una vía de exposición significativa en los fumadores.

A largo plazo, estos compuestos pueden causar problemas de coagulación y del sistema inmunitario por disminución de las plaquetas y los leucocitos. Algunos, como el benzopireno, pueden causar cáncer, por lo que ha sido clasificado como agente carcinógeno probable (Grupo 1) para los humanos por la Agencia Internacional de Investigación del Cáncer. La exposición prolongada puede aumentar el riesgo de desarrollar ciertos tipos de cáncer como el de pulmón, piel y vejiga. Si, además, tienes algún polimorfismo en fase 2, el riesgo aumenta.

Los HAP pueden acumularse en el suelo, el agua y el aire, por lo que su persistencia contribuye a la contaminación ambiental.

El polimorfismo en el gen CYP1A1 puede elevar el riesgo de cáncer si eres fumador o si vives en zonas con una gran contaminación ambiental y la sobreexposición a estos compuestos no se compensa con una adecuada detoxificación en la fase 2. Si tienes un polimorfismo de este gen, evita cocinar alimentos a altas temperaturas y reduce la exposición al humo de tabaco y las emisiones industriales.

CYP1A2

El gen CYP1A2 metaboliza la cafeína, la teofilina, los estrógenos y ciertos antipsicóticos (clozapina). Según la variante genética del ADN, podemos encontrar:

- **Genotipo 1A/1A:** metabolizador rápido, que aumenta la tolerancia a la cafeína. Estas personas pueden tomar un café por la noche y dormir estupendamente.
- **Genotipo 1F/1F:** metabolizador lento, con mayor sensibilidad a la cafeína y algunos fármacos. El café les produce agitación, ansiedad e insomnio.

¿Quieres saber qué tipo de metabolizador de cafeína eres?

Responde sí o no a las siguientes preguntas:

Tolerancia y síntomas

- ¿Te sientes nervioso/a o agitado/a después de una sola taza de café?

- ¿Tienes dificultad para dormir si consumes café por la tarde?
- ¿Sientes palpitaciones y taquicardia después de consumir bebidas con cafeína?
- ¿Evitas el café porque te sienta mal o te genera ansiedad?
- ¿Prefieres bebidas sin cafeína para no alterar tu sistema nervioso?

Consumo habitual y bienestar

- ¿Puedes tomar café después de cenar sin que te afecte el sueño?
- ¿Tomas tres o más tazas de café al día sin molestias?
- ¿Notas que el café te ayuda a concentrarte y te da energía sin efectos secundarios?
- ¿Sientes que el café no te acelera ni te altera el ánimo?
- ¿Tus padres y familiares tienen buena tolerancia al café?

Si has contestado sí a la mayoría de las preguntas de la sección A, es probable que seas un metabolizador lento de cafeína: limita su consumo y evita la cafeína después del mediodía. En cambio, si has contestado sí a la mayoría de las preguntas de la sección B, lo más seguro es que seas un metabolizador rápido de la cafeína, por lo que puedes tolerarla en mayores cantidades.

Si hay mezcla de respuestas, podrías tener un perfil intermedio o estar influenciado por otros factores como el estrés, la dieta o la salud de tu hígado. En cualquier caso, recuerda que este cuestionario es meramente orientativo. La única manera de saber con certeza tu perfil es a través de un test genético del gen CYP1A2.

CYP1B1

Este gen metaboliza estrógenos y toxinas ambientales como los pesticidas, el BPA y xenoestrógenos.

> **BPA:** abreviatura de *bisfenol A*, un compuesto químico utilizado en la fabricación de algunos plásticos y resinas que puedes encontrar en las botellas de agua reutilizables, los envases de alimentos, los revestimientos de latas, los cementos dentales, las etiquetas de los alimentos y el papel térmico de los *tickets* de compra y recibos de las tiendas. Se ha identificado como un «disruptor endocrino», sustancias que pueden imitar o bloquear la acción de las hormonas naturales, causando multitud de efectos adversos para la salud.

El BPA interfiere con el funcionamiento normal del sistema endocrino (hormonal), alterando las funciones de las glándulas y hormonas que regulan el metabolismo, el crecimiento, la reproducción y otros procesos vitales del organismo. Tanto es así que la Autoridad Europea de Seguridad Alimentaria (EFSA) afirma que el bisfenol A en los alimentos constituye un riesgo para la salud. La exposición fetal y durante la pubertad parecen ser las ventanas de mayor riesgo.

Éstos son algunos consejos para limitar la exposición al BPA:

1. Evita los plásticos. Sustituye la botella de agua de plástico por alternativas de vidrio o acero inoxidable sin revestimiento y nunca reutilices una botella de agua de plástico.
2. Procura no comprar alimentos envasados en plástico y lleva bolsas de tela cuando vayas al supermercado.

3. Evita los recipientes y táperes de plástico que estén en mal estado, rallados, agrietados o deformados.
4. No recalientes comida en el microondas dentro de un táper de plástico.
5. No compres alimentos enlatados y elige conservas en vidrio.
6. Escoge aquellos recipientes y utensilios que sean *BPA free*.
7. Si tu ropa de deporte está hecha de una mezcla de poliéster y spandex, quítatela lo antes posible después de hacer ejercicio para minimizar el contacto con la piel.

Otros disruptores endocrinos importantes son todo el grupo de los xenoestrógenos, compuestos químicos que imitan o interfieren con la acción de los estrógenos naturales. Los encontramos en la mayoría de los productos de higiene personal como champús, geles, lociones faciales y corporales, desodorantes y los cosméticos. También en los productos de limpieza del hogar, en especial en los que tienen poder antibacteriano y contienen triclosán.

El BPA tiene acción estrogénica, pero no es el único. Los ftalatos que se utilizan en productos de PVC para hacerlos más suaves y flexibles, los insecticidas como el DDT, los herbicidas como la atrazina, los metales como el aluminio y algunas fórmulas de filtros solares (4-MBC), entre otros, también entran en este grupo. Si quieres saber más sobre ellos, te recomiendo escuchar y leer a Nicolás Olea, un catedrático experto en el estudio de los disruptores endocrinos o xenoestrógenos.

Los xenoestrógenos no son biodegradables, por lo que se almacenan en nuestras células grasas (adipocitos). La acumulación de xenoestrógenos puede estar implicada en un gran número de patologías como el cáncer de mama, próstata y testicular, la pubertad temprana, la infertilidad, los abortos espontáneos, la endometriosis, la obesidad y la diabetes tipo 2.

Si tienes un polimorfismo del CYP1B1, puedes registrar mayor riesgo de enfermedades hormonodependientes y mayor riesgo oncológico, porque se altera la forma en que tu cuerpo metaboliza los estrógenos, favoreciendo vías más proinflamatorias y cancerígenas.

CYP2D6

El gen CYP2D6 metaboliza muchos fármacos neurológicos y cardiovasculares, como antidepresivos, opioides y betabloqueantes. Conocer sus posibles polimorfismos es muy útil para personalizar los tratamientos psiquiátricos en aquellos pacientes que no parecen responder adecuadamente al tratamiento.

- **Genotipo ultrarrápido:** presenta riesgo de ineficacia porque puede inactivar el fármaco antes de que haga su efecto.
- **Genotipo lento:** presenta riesgo de toxicidad porque favorece la acumulación del fármaco y por lo tanto enfatiza sus efectos secundarios.

CYP2C9

Este gen metaboliza los antiinflamatorios no esteroideos (AINE) como el ibuprofeno o el diclofenaco y anticoagulantes como la warfarina. Algunas variantes como la CYP2C92 y CYP2C93 pueden reducir la actividad enzimática, lo que puede elevar el riesgo de hemorragia con una dosis estándar.

CYP3A4 y CYP3A5

Ambos genes metabolizan alrededor del 50 por ciento de los fármacos recetados, como las estatinas, los inmunosupresores o el midazolam. Existe una interacción frecuente con alimentos como el pomelo, que tiene un efecto inhibidor, o la hierba de San Juan, que actúa como inductora.

Alimentos y plantas para tus enzimas de la fase 1

Como acabas de ver en algunos ejemplos, algunas sustancias pueden alterar la funcionalidad de las enzimas del sistema citocromo (CYP450), las encargadas de modificar las toxinas para que tu cuerpo pueda deshacerse de ellas más adelante. Esta tabla te ayudará a tener bien a la vista cuáles son algunos de estos alimentos.

Tabla 4.1. Alimentos que modulan el sistema citocromo P450

SUSTANCIA	ISOENZIMA	EFECTO
Pomelo	CYP3A4	Inhibidor
Brócoli, coles	CYP1A2, CYP2E1	Inductor
Hierba de San Juan	CYP3A4	Inductor
Ajo	CYP2E1, CYP3A4	Inductor leve
Té verde (dosis dependiente)	CYP1A2	Inductor
Cúrcuma (dosis elevadas)	CYP1A2, CYP3A4	Inhibidor
Kava	CYP2D6, CYP1A2	Inhibidor
Regaliz	CYP3A4	Inhibidor

.../...

.../...

SUSTANCIA	ISOENZIMA	EFECTO
Ginseng	CYP1A2	Inductor leve
Ginseng	CYP34A	Inhibidor moderado

Fuente: Elaboración propia.

Como no todo podía ser tan sencillo, estas sustancias no tienen una única forma de actuar sobre las enzimas, sino que existen varios factores que deberían tenerse en cuenta:

- **Interacciones con medicamentos:** cuando una persona toma medicamentos de forma habitual, las interacciones pueden alterar su eficacia o aumentar el riesgo de toxicidad. Es el caso de las mujeres que después de un cáncer de mama tienen que tomar inhibidores de la aromatasa como el letrozol: deberían evitar el consumo de pomelo, té rooibos, resveratrol, esquisandra, frambuesas rojas o hierba de San Juan, porque podrían estar alterando la vida media del medicamento y no conseguir el efecto deseado.
- **Variabilidad individual:** factores genéticos, como los polimorfismos, pueden hacer que algunas personas sean más susceptibles a los efectos de ciertos alimentos o plantas.
- **Dosis dependiente:** en algunos casos, la magnitud de los efectos en el citocromo P450 puede depender de la cantidad consumida; hablamos entonces de *moduladores bifuncionales*.

Modulador bifuncional: hace referencia a muchos alimentos y plantas que exhiben una actividad particular sobre una enzima, pero que, en dosis más altas, tienen un efecto opuesto. El té negro, por ejemplo, induce tanto la CYP1A1 como la CYP1A2 en una dosis de 54 ml/día, pero 20 mg/kg de teaflavinas inhiben la CYP1A1.

Resumiendo, hemos visto que el perfil genético de las enzimas del sistema citocromo P450 puede influir en la sensibilidad a toxinas ambientales, la cafeína, el alcohol, los estrógenos y diversos contaminantes. Las variantes genéticas lentas pueden aumentar la toxicidad de fármacos y las variantes ultrarrápidas pueden requerir dosis más altas para lograr un efecto terapéutico. Esta información puede ayudar a evitar problemas relacionados con la sobredosis o la falta de eficacia de tratamientos médicos.

4.3. Fase 2: conjugación

En la fase 1, hemos transformado ciertas sustancias químicas peligrosas en sustancias más hidrosolubles. A continuación, la fase 2 de detoxificación tiene como principal objetivo neutralizar estos metabolitos intermedios reactivos, transformándolos en compuestos más seguros, más estables y más fáciles de eliminar por la vía urinaria o biliar.

¿Por qué es tan importante este proceso? La razón es que, si los metabolitos resultantes de la fase 1 no se procesan adecuadamente en esta etapa, podrían interactuar con el ADN, proteínas y lípidos, generando estrés oxidativo, inflamación o mutaciones celulares. Para evitarlo, en esta fase se conjugan los metabolitos reactivos con grupos funcionales a través de reacciones enzimáticas que facilitan su solubilidad en agua. Nosotros vamos a ver en detalle las seis vías más importantes.

Glutationización

Es una de las vías más importantes de la fase 2 porque neutraliza radicales libres, metales pesados y metabolitos intermedios tóxicos generados en la fase 1. Al hacerlo, protege las células del estrés oxidativo. Representa además un mecanismo de defensa antioxidante esencial en el hígado y otros órganos expuestos a xenobióticos. Pero antes de eso, ¿qué es exactamente el glutatión?

Glutatión: también conocido como GSH, es un antioxidante que el cuerpo produce de forma natural. Es un tripéptido, lo que quiere decir que está formado por tres aminoácidos: glutamato, cisteína y glicina. Su grupo tiol (-SH) en la cisteína es clave para la detoxificación. El glutatión actúa como un nucleófilo, lo que significa que tiene un par de electrones que puede donar a otros compuestos que buscan electrones para volverlos más estables.

Para llevar a cabo la conjugación con glutatión, las enzimas glutatión-S-transferasas (GST) catalizan la unión del glutatión a la molécula reactiva procedente de la fase 1. Esta reacción transforma el metabolito en una molécula menos reactiva y más soluble en agua, que posteriormente es eliminada por la orina o por la bilis hacia el intestino. En otras palabras: en la fase 1, la toxina se vuelve reactiva y gracias a ello, en la fase 2, esa toxina se junta al glutatión para transformarse en una molécula menos peligrosa, que podrá ser eliminada.

Las GST actúan también como defensa antioxidante al favorecer la reducción del peróxido de hidrógeno y la recuperación de la vitamina C y E oxidadas.

Polimorfismos de interés clínico

Como en la fase 1, ciertos polimorfismos pueden alterar la manera en que se desarrolla esta segunda fase. Éstos son algunos de los más importantes:

- **GSTM1 (glutatión-S-transferasa mu1):** la mitad de la población tiene una deleción homocigota, es decir, ambas copias del gen (la heredada de la madre y la heredada del padre) están mutadas, por lo que no se produce esta enzima. Este polimorfismo se asocia a una menor capacidad de detoxificar carcinógenos derivados del tabaco y contaminantes ambientales, y a un mayor riesgo de asma, enfermedad pulmonar obstructiva crónica (EPOC) y cáncer de vejiga, colon, piel, ovarios y mama.
- **GSTT1 (glutatión-S- transferasa theta 1):** similar a la anterior, la variante nula también elimina la producción de esta enzima. Se relaciona con menor protección frente a la exposición a solventes, pesticidas y metales pesados.
- **GSTP1 (glutatión-S-transferasa pi 1):** se relaciona con mayor riesgo de toxicidad por quimioterapia y sensibilidad al estrés oxidativo.

Como ves, muchos de los polimorfismos tienen que ver con una reducción de la producción de las enzimas GST. Las consecuencias clínicas de esas deficiencias son:

- Mayor acumulación de radicales libres y estrés oxidativo crónico.
- Mayor susceptibilidad al asma bronquial por un aumento del daño oxidativo en las vías respiratorias.
- Mayor riesgo de enfermedades neurodegenerativas y cardiovasculares.
- Mayor riesgo de algunos tipos de cánceres como el de mama, colon, pulmón y cérvico-uterino, por la menor capacidad de detoxificar carcinógenos ambientales.
- Mayor susceptibilidad a migrañas, fatiga crónica e intolerancias múltiples.

Cómo saber si tu vía de conjugación con glutatión está afectada

Responde sí o no a las siguientes preguntas:

Síntomas físicos

- ¿Sientes fatiga a menudo o falta de energía sin una causa aparente?
- ¿Has notado un aumento en la sensibilidad a químicos como perfumes, productos de limpieza o pesticidas?
- ¿Tienes dolores de cabeza frecuentes o migrañas?
- ¿Notas cambios en tu piel como manchas oscuras y envejecimiento prematuro?
- ¿Tienes alergia a la bisutería?

Salud general

- ¿Tienes antecedentes de enfermedades hepáticas, como hígado graso o hepatitis?
- ¿Tomas medicamentos de forma crónica como paracetamol, estatinas o antiepilépticos, que pueden agotar los niveles de glutatión?
- ¿Te han diagnosticado fatiga crónica o fibromialgia?
- ¿Tienes antecedentes familiares de enfermedades relacionadas con el estrés oxidativo como cáncer o enfermedades neurodegenerativas?

Si has respondido sí a varias preguntas, podrías tener un polimorfismo en la vía de la conjugación con glutatión o niveles bajos de glutatión por un exceso de exposición a toxinas, un estrés oxidativo o una dieta inadecuada. Para salir de dudas, se pueden hacer pruebas específicas como medir la relación entre los niveles de glutatión reducido (GSH) y glutatión oxidado (GSSG) y pedir marcadores de estrés oxidativo como la reserva de tioles.

Los polimorfismos reflejan una mayor predisposición, pero no son determinantes. La edad, la exposición ambiental y nuestro estilo de vida ejercen un papel fundamental en la expresión o no de determinadas patologías asociadas con un polimorfismo concreto.

Recomendaciones generales para favorecer la vía del glutatión

Como ya has leído antes, la vía del glutatión es una de las más importantes. Puedes favorecerla siguiendo estos consejos:

- **Estimula las enzimas GST con:**
    - Sulforafano, presente en el brócoli.
    - Selenio, presente en las nueces de Brasil.
    - Epigalocatequina galato (EGCG) presente en el té verde.

- **Aumenta la síntesis endógena de glutatión** mediante el consumo de:
    - Alimentos ricos en azufre como el ajo, la cebolla, los puerros y las crucíferas.
    - Alga *Chlorella*, rica en ácido glutámico.
    - Proteínas de calidad con cisteína (uno de los precursores del glutatión) como huevos, pescado, carne blanca, el alga cochayuyo y legumbres.

- **Evita los productos torrefactos** como algunos tipos de café, así como la acroleína que se genera en los alimentos cocinados a la brasa, a la barbacoa o fritos.
- **Limita el consumo de fármacos** como el paracetamol.
- **Evita la exposición a tóxicos ambientales:**
    - Herbicidas y pesticidas.
    - Hidrocarburos aromáticos policíclicos (HAP).
    - Humo del tabaco.

- **Asegúrate de que tus niveles de zinc, B2, B6 y magnesio son óptimos,** ya que son fundamentales para la síntesis de glutatión.

Si tienes un polimorfismo, consulta con un especialista sobre la posibilidad de tomar algún suplemento de glutatión reducido (GSH) o de sus precursores naturales, como son la glicina y la N-acetilcisteína (NAC). Sin embargo, como el glutatión vía oral tiene una biodisponibilidad muy baja (se absorbe muy poco a nivel digestivo), sería mejor la forma liposomada, porque protege el glutatión de la digestión y los ácidos gástricos.

También se puede administrar glutatión vía intravenosa. Esto es útil para patologías con un estrés oxidativo severo como las infecciones crónicas, la toxicidad por metales pesados, enfermedades neurodegenerativas como el párkinson o el alzhéimer y como apoyo en pacientes sometidos a tratamientos oncológicos.

Metilación

Otra de las vías fundamentales de détox hepática de fase 2 es la metilación. Consiste en una reacción química en la que se transfiere un grupo metilo (-CH3) a una molécula. El principal donador de grupos metilo del organismo es la S-adenosilmetionina (SAMe), un compuesto que el cuerpo sintetiza a partir de metionina (un aminoácido esencial) gracias a la enzima metionina adenosiltransferasa.

Durante la metilación, las enzimas metiltransferasas utilizan la SAMe para transferir el grupo metilo a una molécula diana. Así, unen grupos metilo a toxinas, hormonas y otros compuestos, preparándolos para su eliminación.

Esta vía está implicada en:

- La síntesis y degradación de neurotransmisores como la noradrenalina, la adrenalina, la dopamina y la serotonina.
- El metabolismo de hormonas como los estrógenos y andrógenos.
- La degradación de algunos fármacos y xenobióticos.

Como la metilación permite la eliminación de las catecolaminas (noradrenalina, adrenalina, dopamina) y los estrógenos, ayuda a prevenir patologías relacionadas con un exceso de estrógenos como son los miomas, la endometriosis y el cáncer de mama.

Una fórmula que me gusta mucho para explicar la importancia de la metilación es la metáfora de la autopista. Imagina que en tu cuerpo hay una autopista bioquímica llamada *autopista de la metilación*, que es fundamental para mantener el tráfico celular ordenado y fluido. En esa autopista hay dos elementos importantes, la MTHFR, que sería la estación del servicio, y la COMT, que sería el peaje que regula la velocidad. Si los dos funcionan bien, la MHTFR produce el combustible que alimenta los motores bioquímicos y la COMT maneja el tráfico y se asegura de que todo fluya en armonía. Sin embargo, como vamos a ver a continuación, tanto la estación de servicio como el peaje pueden tener variables (polimorfismos) que ponen en riesgo la fluidez de esta autopista fundamental para la bioquímica del cuerpo.

Epigenética: metilar el ADN

La metilación del ADN es un proceso bioquímico que regula la expresión de los genes sin alterar la secuencia genética en sí. Cuando un gen está altamente metilado tiende a ser silenciado, y cuando un gen está poco metilado, su expresión suele ser activa. Este proceso de encender y apagar genes se conoce como *epigenética*.

Las funciones principales de la metilación del ADN son:

- Silenciar genes innecesarios para cada tipo celular; por ejemplo, silenciar genes neuronales en células hepáticas, porque no necesitamos neuronas en el hígado.

- Regular los procesos de desarrollo embrionario y diferenciación celular.
- Adaptar la respuesta genética a factores ambientales, nutricionales o de estrés.

Una metilación anómala, ya sea por hiper- o por hipometilación, puede contribuir al desarrollo de enfermedades como el cáncer, trastornos autoinmunes, enfermedades neurodegenerativas o alteraciones hormonales. La buena noticia es que podemos transformar nuestro destino genético mediante un estilo de vida que incluya una dieta personalizada, actividad física, un sueño reparador, suplementos personalizados en función de nuestros polimorfismos, una buena gestión del estrés y la reducción de la exposición a toxinas ambientales. Es importante que entiendas que la metilación controla tu expresión génica: si este sistema falla, puedes tener genes apagados cuando deberían estar encendidos y encendidos cuando deberían estar apagados.

Además de un impacto sobre nuestra salud, la metilación tiene un impacto sobre nuestros hijos, sobre nuestra descendencia.

Durante el embarazo, tu cuerpo metila aún más de lo habitual para ayudar a desarrollar al bebé y la placenta. Las náuseas, el vómito o los problemas de vesícula tan comunes durante el embarazo suelen ser debidos a una mala metilación. Por eso es tan importante una buena suplementación de todos los nutrientes necesarios para una buena metilación si estás planeando un embarazo. El hombre también debería suplementarse, porque él aporta la mitad del ADN del futuro bebé.

Polimorfismos de interés clínico

Polimorfismos *warrior* y *worrier* de la COMT

En la metáfora de la autopista, la COMT es el peaje regulador de la velocidad cuya función es manejar el exceso de tráfico (dopamina, adrenalina, estrógenos...) y asegurarse de que todo fluye en armonía. Si el peaje está atascado por un polimorfismo, se produce un embotellamiento bioquímico y se acumulan sustancias responsables de la ansiedad, el insomnio y la desregulación hormonal.

Ya en palabras más técnicas, el gen COMT codifica la enzima COMT (catecol-O-metiltransferasa), que desempeña un papel importante en la degradación de las catecolaminas. Este gen presenta un polimorfismo funcional conocido como Val158Met (rs4680), que da lugar a dos variantes principales: Valina (Val) y Metionina (MET). Estas variantes están asociadas con variaciones en la actividad enzimática de la COMT:

- **Polimorfismo *warrior* (guerrero):** cuando las dos copias del gen son Val (alelo Val/Val), se da una alta actividad de la enzima COMT y una mayor eliminación de catecolaminas. Se relaciona con una mayor resiliencia en situaciones de estrés agudo y un menor rendimiento cognitivo en tareas que requieren atención y memoria.
- **Polimorfismo *worrier* (preocupado):** cuando las dos copias del gen son Met (alelo Met/Met), se da una baja actividad de la COMT y una eliminación lenta de las hormonas del estrés. Como resultado, este polimorfismo se relaciona con una mayor sensibilidad al estrés crónico, lo que puede llevar con facilidad a ansiedad y crisis de pánico. Por el contrario, esta baja actividad de la COMT puede mejorar el rendimiento

cognitivo en tareas complejas y favorecer la memoria. Este polimorfismo se ha estudiado en relación con trastornos como el TDAH, la esquizofrenia y los trastornos de ansiedad como las crisis de pánico.

El impacto del polimorfismo Val158Met en tu salud no es determinista, sino que puede estar influenciado por otros factores como el estilo de vida, el estilo de crianza, las relaciones sociales, las diferencias culturales, la exposición a toxinas ambientales o sustancias neurotóxicas y la interacción con otros genes como el gen MTHFR o metilentetrahidrofolato reductasa.

Polimorfismos del gen MTHFR

En la metáfora de la autopista, la MTHFR es la estación de servicio que proporciona energía a los coches (las moléculas de metilación) para que avancen. Si esta estación funciona mal y entra poco combustible, los coches no pueden seguir avanzando con eficiencia.

Esto es lo que sucede cuando hay un polimorfismo en el gen MTHFR, que codifica para la enzima MTHFR que convierte el folato o vitamina B9 en su forma biológicamente activa. Los polimorfismos del gen MTHFR de interés clínico son:

- **C677T (rs1801133):** consiste en un cambio de citosina por timina en el nucleótido 677. Se asocia con una reducción del 30 al 70 por ciento de la actividad enzimática, dependiendo de si se es heterocigoto u homocigoto. La variante T/T en homocigosis produce una enzima termolábil (que se altera fácilmente con el calor) con una actividad reducida al 50 por ciento. Es más común en ciertas poblaciones: 25 por ciento de los hispanos y el 10-15 por ciento de los caucásicos.

- **A1298C (rs1801131):** consiste en la sustitución de una adenina por una citosina en el nucleótido 1298. Esta variante puede reducir de manera moderada la actividad de la enzima, sobre todo cuando se combina con el polimorfismo C677T.

Debido a su efecto sobre el metabolismo del folato y la homocisteína, estos polimorfismos pueden tener diversas implicaciones en la salud. Algunas de las más importantes son:

- Hiperhomocisteinemia, un factor de riesgo cardiovascular y de posibles complicaciones en el embarazo.
- Déficits de metilación, que favorecen trastornos del estado de ánimo como la depresión o la ansiedad.
- Deficiencia de folato, que puede afectar la síntesis de ADN y la reparación celular, lo que aumentaría el riesgo de ciertos tipos de cáncer.
- Trastornos neurológicos, dado que los niveles elevados de homocisteína pueden aumentar el riesgo de enfermedades neurodegenerativas como el alzhéimer y trastornos psiquiátricos como la esquizofrenia.
- Complicaciones en el embarazo, con un mayor riesgo de infertilidad, abortos espontáneos, defectos del tubo neural en el feto y preeclampsia.

Polimorfismo del gen HNMT (C314T)

El gen HNMT codifica una enzima clave, la N-metiltransferasa, que degrada la histamina dentro de las células usando SAMe como donador de grupo metilo.

Histamina: amina biógena con un papel importante en diversas funciones del organismo como la respuesta inflamatoria y alérgica, la función digestiva y la regulación de la presión arterial. La histamina es especialmente activa en órganos como el hígado, el riñón, el pulmón y el cerebro, desde donde evita respuestas inflamatorias desproporcionadas.

Este gen tiene diversos polimorfismos como el C314T que disminuye la actividad de la enzima y por lo tanto aumenta los niveles intracelulares de histamina. Algunos estudios sugieren que está implicado en la fisiopatogenia de la migraña, pero otros no han encontrado una relación significativa. También se ha relacionado con la dermatitis atópica, el asma y la rinitis alérgica.

Cómo saber si eres metilador/a lento/a

Responde sí o no a las siguientes preguntas:

Síntomas físicos

- ¿Sufres fatiga crónica o te sientes cansado sin causa aparente?
- ¿Tienes contracturas o dolores frecuentes en la articulación temporomandibular?
- ¿Sufres de bruxismo (apretar, rechinar o crujir los dientes por la noche)?
- ¿Tienes problemas digestivos recurrentes como colon irritable, hinchazón abdominal o alternancia de diarrea y estreñimiento?
- ¿Tienes alergias, dermatitis o reacciones exageradas a ciertos alimentos o sustancias?

Salud emocional y mental

- ¿Eres una persona ansiosa, nerviosa, obsesiva o perfeccionista, que lo quiere tener todo bajo control?
- ¿Tienes problemas para concentrarte o experimentas niebla mental (dificultad para pensar con claridad)?
- ¿Te cuesta manejar el estrés o te sientes abrumado fácilmente?
- ¿Experimentas cambios de humor repentinos o irritabilidad?

Salud hormonal

- ¿Sufres síntomas relacionados con el síndrome premenstrual (SPM) como cambios de humor, hinchazón y sensibilidad de las mamas?
- ¿Sufres endometriosis, miomas uterinos, menstruaciones dolorosas, mamas fibroquísticas o cáncer de mama?
- ¿Tienes problemas de fertilidad?

Histamina

- ¿Tienes síntomas relacionados con la histamina como congestión nasal, migrañas, urticaria o enrojecimiento de la piel?
- ¿Tienes intolerancia a alimentos ricos en histamina como los quesos curados, el vino tinto, el embutido, el pescado azul, el aguacate o los alimentos fermentados?

Marcadores de laboratorio

- ¿Tienes niveles elevados de homocisteína en sangre y el ácido fólico en rango?

- ¿Tienes déficit de vitamina B6, B12 o ácido fólico?
- ¿Tienes niveles elevados de histamina en sangre?

Si has respondido sí a varias preguntas, es probable que seas un metilador lento. Esto se puede deber a déficits nutricionales o a alguno de los polimorfismos que hemos visto que afectan a esta vía.

Recomendaciones generales para favorecer la metilación

La metilación es una vía de conjugación importante y, por suerte para nosotros, hay una serie de acciones en nuestra mano para tratar de favorecerla. Algunas de esas acciones son:

- **Incluir nutrientes clave para la metilación:**

    - Vitaminas del grupo B: plátanos, nueces y cereales integrales (B6), vegetales de hoja verde (B9), alimentos de origen animal como huevos, pescado o carne (B12).
    - Colina: un nutriente esencial que actúa como donador de grupos metilo. Lo encontramos en la yema del huevo, el hígado, los cacahuetes y la soja.
    - Betaína (trimetilglicina): presente en remolacha, espinaca y granos integrales.

- **Reducir el estrés oxidativo** que aumenta la demanda de antioxidantes y nutrientes clave para la metilación.
- **Evitar factores que inhiben la metilación:**

    - Alcohol: su consumo excesivo puede agotar las reservas de folato y otras vitaminas del grupo B.

- Medicamentos: los anticonceptivos orales y los inhibidores de la bomba de protones son algunos de los fármacos que pueden interferir con la absorción de nutrientes claves para la metilación.
- Estrés crónico: el estrés prolongado puede agotar los recursos necesario para la metilación.

Si sospechas que tienes un polimorfismo, lo más recomendable es que consultes con tu médico para que te diga si en tu caso puede estar indicado un suplemento de SAMe o trimetilglicina (TMG), un suplemento de magnesio o uno de folato activo (5-MTHF / 5-metiltetrahidrofolato). Evita el ácido fólico sintético si tienes el gen MTHFR mutado. El ácido fólico sintético es una molécula artificial que no se encuentra de forma natural en los alimentos y que necesita de la enzima MTHFR para activarse. Si la conversión a 5-MTHF es ineficiente debido a un polimorfismo del gen MTHFR, pueden aparecer síntomas funcionales como fatiga, niebla mental, mala tolerancia a los suplementos, y un mayor riesgo de tener la homocisteína elevada en sangre y defectos del tubo neural en recién nacidos.

Suplementación con vitaminas B metiladas: consideraciones farmacogenéticas en polimorfismos de la MTHFR y la COMT

Este apartado va dedicado al doctor José Ignacio Lao, médico y experto en medicina genómica, que fue la persona que me descubrió el apasionante mundo de la genética y de los polimorfismos a raíz de un estudio genético que me realicé hace ya algunos años.

Hoy en día, el uso de vitaminas del grupo B en su forma metilada, como el 5-metiltetrahidrofolato o la metilcobalamina, ha ganado popularidad frente a las formas sintéticas tradicionales. Sin embargo, su prescripción no debería ser universal ni indiscriminada. La eficacia y seguridad de estos compuestos dependen intrínsecamente del perfil genético del paciente, específicamente de variantes en enzimas claves del ciclo del carbono y la vía de eliminación de catecolaminas.

Interacción genotipo-suplemento

La decisión clínica de suplementar con formas metiladas debe basarse en el equilibrio entre la necesidad metabólica y la capacidad de detoxificación del organismo, que viene condicionada por la presencia de determinados polimorfismos:

- **Polimorfismos MTHFR (C677T y A1298C):** estas variantes reducen la capacidad enzimática para convertir el folato dietético en su forma activa. Si bien estos pacientes pueden beneficiarse del uso de folatos metilados, la dosis y la duración deben ser estrictamente controladas para evitar una sobrecarga de grupos metilo.
- **Polimorfismos COMT (V158M):** la enzima catecol-O-metiltransferasa es responsable de la degradación de catecolaminas y estrógenos mediante la adición de un grupo metilo proveniente de la S-adenosilmetionina (SAMe). Variantes que provocan una baja actividad de la COMT pueden derivar en una acumulación de catecolaminas, SAMe y estrógenos. En estos individuos, el aporte externo de grupos metilo mediante vitaminas B metiladas puede exacerbar el estrés metabólico.

Riesgos de la metilación excesiva y desregulación epigenética

Es fundamental comprender que el ADN funciona como un sustrato para la transferencia de grupos metilo, integra señales metabólicas a través de la metilación, y el exceso de grupos metilo no es biológicamente neutro. Aunque la metilación *per se* no es oncogénica, una hipermetilación descompensada puede favorecer la progresión tumoral mediante mecanismos de silenciamiento génico o desregulación epigenética.

Recomendaciones para la práctica clínica

Las vitaminas B metiladas no deben considerarse multivitamínicos inocuos, su uso prolongado y en dosis elevadas debe estar supervisada. Para garantizar una medicina de precisión y minimizar riesgos a largo plazo, sería conveniente tener en cuenta los siguientes aspectos:

1. **Evaluación genética previa:** priorizar el análisis de polimorfismos (MTHFR, COMT, MTR/MTRR, BHMT) antes de iniciar la suplementación con metilos.
2. **Poblaciones de riesgo:** extremar la precaución y evitar la prescripción masiva en pacientes con antecedentes de patologías oncológicas, trastornos hormonales o cuadros de ansiedad activa.
3. **Protocolos de dosificación:** utilizar las vitaminas metiladas sólo bajo indicación clínica clara, priorizando ciclos cortos y monitorizados en lugar de tratamientos indefinidos.

En conclusión, la suplementación con vitaminas B metiladas debe alejarse de las recomendaciones generalizadas. No todas las personas necesitan vitaminas B metiladas y, en algunos casos, puede llegar a ser contraproducente si se utilizan por períodos prolongados.

Tabla 4.2. Manejo clínico personalizado

GENOTIPO (VARIANTE)	FENOTIPO METABÓLICO	RIESGO CLÍNICO CON SUPLEMENTACIÓN METILADA	ESTRATEGIA DE SUPLEMENTACIÓN RECOMENDADA
MTHFR (C677T / A1298C)	Reducción en la producción de 5-MTHF.	Acumulación de homocisteína si no se trata; riesgo de sobremetilación si se abusa.	**Prioritaria.** Usar dosis moderadas y controladas. Evitar el uso masivo e indefinido.
COMT (V158M / Met/Met)	**Actividad lenta**. Acumulación de catecolaminas y estrógenos.	**Alto.** El exceso de metilos aumenta la ansiedad, la taquicardia y el estrés metabólico.	**Precaución extrema.** Valorar formas no metiladas (hidroxicobalamina) o dosis mínimas. Controlar la ansiedad.
Combinación (MTHFR defectuosa + COMT lenta)	«Embudo» metabólico de grupos metilo.	**Muy alto.** Desregulación epigenética y riesgo de progresión tumoral por saturación.	**Medicina de precisión.** Sólo bajo indicación genética clara y períodos cortos.

Fuente: Elaboración propia.

La personalización basada en la genética y la epigenética es la única vía para evitar riesgos innecesarios y asegurar que el soporte nutricional no comprometa la estabilidad genómica del paciente.

Caso clínico: polimorfismo combinado de los genes MTHFR y COMT

María tiene cuarenta y dos años y acude a consulta porque tiene ansiedad crónica, alteraciones menstruales y episodios de insomnio recurrentes. Tiene antecedentes de depresión postparto y antecedentes familiares de enfermedad cardiovascular. Es una persona perfeccionista y muy exigente consigo misma, a la que le gusta «tener todo bajo control». La analítica en sangre muestra una homocisteína de 14 (elevada), niveles bajos de folato y marcadores de estrés oxidativo.

Con esa información, sospechamos una mutación en MTHFR que disminuye la producción de 5-MTHF, reduciendo la disponibilidad de SAMe, y también un polimorfismo en COMT que ralentiza la metilación de las catecolaminas lo que favorece la acumulación de dopamina y estrógenos. En la metáfora de la autopista, ni la estación de servicio ni el peaje de María estarían funcionando bien. Esta combinación altera la metilación y aumenta la vulnerabilidad a trastornos del ánimo, alteraciones hormonales y riesgo cardiovascular.

Para tratar a María, se le recomienda una dieta rica en folato natural y betaína y se apoya con SAMe en dosis bajas y un complejo antioxidante para contrarrestar el estrés oxidativo. Además, se sugieren técnicas para manejo del estrés como la coherencia cardíaca, la meditación y el yoga.

Sulfatación

La sulfatación es otra vía de détox de fase 2 fundamental para eliminar hormonas esteroides (estrógenos, cortisol, DHEA), hormonas tiroideas, catecolaminas (dopamina, adrenalina), toxinas ambientales (aminas aromáticas, fenoles), fármacos (paracetamol, salicilatos, minoxidilo) y productos de desecho endógenos.

¿Cómo funciona? Consiste en una reacción bioquímica en la cual se añade un grupo sulfato a una molécula para aumentar su solubilidad en agua y favorecer su excreción vía urinaria y biliar. Las sulfotransferasas (SULT) son las enzimas que catalizan esta reacción y, para ello, usan como cofactor la molécula PAPS (3'fosfoadenina - 5'fosfosulfato) que dona el grupo sulfato. La PAPS es la coenzima más común en las reacciones catalizadas por las enzimas sulfotransferasas.

Polimorfismos de interés clínico

Los dos polimorfismos más relevantes en esta vía son:

- **SULT1A1*2:** provoca una reducción de la actividad enzimática de la enzima SULTA1, una de las principales sulfotransferasas hepáticas, afectando la detoxificación de medicamentos y hormonas.
- **SULT2A1:** este gen está involucrado en la sulfatación de hormonas esteroideas como los estrógenos y la DHEA (dehidroepiandrosterona), por lo que sus polimorfismos pueden alterar el equilibrio hormonal y aumentar el riesgo de enfermedades relacionadas con el metabolismo hormonal.

Las consecuencias clínicas de una deficiente sulfatación son:

- Acumulación de estrógenos activos, lo que implica un mayor riesgo de síndrome premenstrual (SPM) severo, endometriosis y cáncer de mama.
- Sensibilidad a algunos medicamentos como el paracetamol y los salicilatos, con mayor riesgo de efectos secundarios y de toxicidad.
- Trastornos de ánimo y neurológicos por alteraciones en el metabolismo de la dopamina como la depresión y el párkinson.
- Riesgo de hipotiroidismo funcional, ya que la sulfatación participa en la conversión de hormonas tiroideas.
- Mayor riesgo de obesidad y diabetes, porque la sulfatación está involucrada en el metabolismo de los lípidos y los carbohidratos.
- Problemas digestivos como digestiones lentas y pesadas o colon irritable debido a hipogastrinemia por una sulfatación deficiente de la gastrina. La gastrina necesita ser sulfatada para ejercer plenamente su actividad biológica. Si la sulfatación es ineficiente, puede alterarse la regulación de la secreción de ácido clorhídrico en el estómago, favoreciendo la dispepsia, la irritación de la mucosa y una gastritis funcional.[4]

Cómo saber si eres sulfatador/a lento/a

La forma en que te sientan algunos alimentos podría ayudarte a discernir si tu sulfatación puede ser más lenta de lo ideal:

4. Rehfeld, J. F., «The new biology of gastrointestinal hormones», *Physiological Reviews*, 78, 4 (1998), pp. 1087-1108.

- Te repiten el ajo, la cebolla y los *calçots*.
- No te sientan bien el pimiento rojo, la lechuga, el brócoli o el pepino.
- Tienes dolor de cabeza si bebes un vino o cava (con sulfitos).
- Tu orina desprende un olor fuerte si comes espárragos.
- Te sienta mal el zumo de naranja.
- No acabas de digerir la lechuga o las legumbres.

Si éste es el caso y eres un sulfatador lento, notarás que empeoras si comes alimentos ricos en histamina y otras aminas biógenas o que contienen polifenoles que inhiben la capacidad de sulfatación.

Recomendaciones generales para favorecer la sulfatación

Como en las vías anteriores de fase 2, pueden seguirse una serie de recomendaciones para tratar de favorecer la sulfatación, sobre todo en el caso de que te hayas reconocido en la lista de síntomas que acabas de leer.

- **Sigue una dieta rica en azufre:**

    - Vegetales: ajo, cebolla, puerro, crucíferas (brócoli), espárragos.
    - Animales: carne roja, ave, pescado, huevos, marisco.

- **Asegura los micronutrientes** necesarios para la sulfatación:

    - Molibdeno: trigo sarraceno, *azukis*, habas, judías, alga cochayuyo.

- Vitaminas del grupo B: cereales integrales, legumbres, levadura nutricional, champiñones, carnes y lácteos.
- Vitamina A: yema de huevo, mantequilla, lácteos enteros, zanahoria, calabaza, boniato, mango, melón cantalupo, espinacas, col kale.
- Magnesio: semillas de calabaza, de sésamo, de chía, almendras, anacardos, cacao puro, espinacas, legumbres, avena integral.
- Taurina: pulpo, sepia, calamar.

- **Evita:**

  - Sulfitos (del E-220 al E-228): en vinos tintos y conservantes.
  - Nitritos: en embutidos y quesos curados.
  - Conservantes: en edulcorantes artificiales como el aspartamo y el glutamato monosódico.
  - Polifenoles en exceso: presentes en la curcumina y el té verde (EGCG).
  - Salicilatos naturales: en manzanas, frambuesas, uvas, tomate.
  - Alimentos azucarados y ultraprocesados.

- **Haz baños con sales de Epsom:** las sales de Epsom son sales de sulfato de magnesio. Al disolverse en agua caliente, el sulfato puede ser absorbido a través de la piel aumentando la disponibilidad de sulfato en sangre, apoyando así la síntesis de PAPS y facilitando el proceso de sulfatación. Estos baños están contraindicados en personas con enfermedad renal avanzada.

Caso clínico de una persona sulfatadora lenta

Laura tiene treinta y cinco años y llega a la consulta porque experimenta fatiga crónica, molestias digestivas con sensación de digestiones lentas y pesadas y episodios de gastritis recurrentes. No tolera el ajo y la cebolla crudos y tampoco el pepino. No bebe alcohol, porque tanto el vino como el cava le dan dolor de cabeza. Es una persona sedentaria debido a la fatiga que tiene. Tiene un diagnóstico previo de endometriosis y migrañas frecuentes durante la regla.

En la analítica se observan niveles elevados de estrógenos no conjugados, una proporción elevada de DHEA en relación con DHEA-S (sulfatado) y marcadores hepáticos dentro de los límites de la normalidad. Todo ello nos hace sospechar una sulfatación lenta.

Se le recomienda consumir alimentos ricos en azufre y se le pauta como suplementos molibdeno y NAC (N-acetilcisteína).

Glucuronidación

La glucuronidación es otra vía détox de fase 2 fundamental para eliminar hormonas esteroides (estrógenos, testosterona, cortisol), bilirrubina (producto de desecho de los hematíes o glóbulos rojos), fármacos (morfina, ácido valproico y paracetamol), ácidos biliares, toxinas ambientales (bisfenoles, ftalatos), polifenoles y flavonoides de la dieta.

Consiste en la unión de ácido glucurónico a una sustancia para hacerla más soluble en agua y así poder eliminarla por la orina o con la bilis hacia el intestino. Las enzimas responsables de esta reacción son las UDP-glucuronosiltransferasas.

Polimorfismos de interés clínico

Dos de los polimorfismos más relevantes en esta vía son el del gen UGT1A1 o síndrome de Gilbert y los polimorfismos del gen UGT1A3.

- **Síndrome de Gilbert:** polimorfismo del gen UGT1A1 por el que hay un leve aumento de bilirrubina que conduce a una ictericia intermitente. La ictericia se caracteriza por una coloración amarillenta de la piel, las mucosas y la esclerótica (la parte blanca de los ojos). Se puede sospechar si se encuentran niveles elevados de bilirrubina total e indirecta y bilirrubina directa normal en una analítica en sangre.
- **Polimorfismos del gen UGT1A3:** reducen la capacidad para detoxificar estrógenos, influyendo en el riesgo de cáncer de mama y otras patologías hormonodependientes.

Recomendaciones generales para favorecer la glucuronidación

Éstos son algunos consejos aplicables al día a día para favorecer esta vía:

- Consumir alimentos ricos en flavonoides y polifenoles que inducen las UGT.
- Asegurar el aporte de magnesio, zinc y vitamina B6 que son cofactores enzimáticos.
- Limitar el consumo de alcohol y de fármacos que puedan dañar el hígado, como el paracetamol.
- Incluir fibra dietética (legumbres, granos enteros, semillas y nueces) en la alimentación para favorecer la excreción biliar.

- Incluir té kombucha en la dieta, porque durante la fermentación se produce ácido glucurónico.
- Añadir rábano negro de manera regular a la dieta, ya que contiene glucosinolatos.
- Las personas con síndrome de Gilbert deberían evitar los ayunos prolongados, el café y el alcohol.

A nivel de suplementación, puede estar indicado el extracto de silimarina (cardo mariano) y de romero para estimular las enzimas UGT. Además, el calcio D-glucarato, un suplemento derivado del ácido glucárico, un compuesto natural presente en pequeñas cantidades en frutas y vegetales como naranjas, manzanas, pomelos y crucíferas, está estrechamente relacionado con la glucuronidación. Este suplemento inhibe la actividad de la enzima beta-glucuronidasa, una enzima producida por la microbiota intestinal que descompone los complejos de moléculas asociadas al ácido glucurónico para que sean eliminados. Al reducir la actividad de esta enzima, el calcio D-glucarato evita que toxinas y hormonas como los estrógenos sean reabsorbidos en el cuerpo, apoyando la detoxificación de esta vía.

Acetilación

La acetilación es otra vía de detoxificación de fase 2 clave para modificar compuestos como aminas aromáticas y heterocíclicas, nitrosaminas, acrilamida y algunos medicamentos como la isoniazida, las sulfonamidas, la hidralazina y la procainamida. Muchos de estos compuestos se forman durante procesos culinarios como la cocción, los ahumados o los fritos, o bien son subproductos de procesos industriales.

Esta vía consiste en la transferencia de un grupo acetilo (CH_3CO) a sustancias tóxicas o medicamentos para facilitar su neutralización y eliminación. Esta reacción es catalizada por las enzimas N-acetiltransferasas (NAT). La enzima NAT1 se encuentra en la mayoría de los tejidos y la NAT2 se encuentra ante todo en el hígado y la vejiga.

Polimorfismos de interés clínico

Según la enzima a la que afecten, podemos encontrarnos con:

- **El polimorfismo de la enzima NAT1**, que tiene implicaciones clínicas importantes en el metabolismo de xenobióticos, la susceptibilidad al cáncer y la respuesta a medicamentos. Se asocia a un mayor riesgo de pólipos y de cáncer de colon en personas con un consumo habitual de carne roja.
- **Los polimorfismos de la enzima NAT2** determinan si una persona es acetiladora rápida o lenta con repercusiones clínicas variadas e implicaciones significativas en la farmacogenética de determinados fármacos.

    - Acetilador lento (NAT2*5): puede llevar a la acumulación de compuestos tóxicos en el cuerpo, por lo que se asocia con un mayor riesgo de efectos secundarios por medicamentos y de enfermedades relacionadas con la exposición a toxinas, como el cáncer de vejiga.
    - Acetilador rápido: estas personas metabolizan más eficientemente ciertos compuestos, lo que puede reducir su toxicidad, pero también puede disminuir la eficacia de algunos medicamentos como la isoniazida o las sulfamidas.

Aminoconjugación

La aminoconjugación es un proceso en el que los metabolitos reactivos de la fase 1 se conjugan con aminoácidos como la glicina, la taurina o la glutamina para aumentar su solubilidad y facilitar su eliminación. Algunos elementos claves de la aminoconjugación son:

- **Ácido benzoico:** se conjuga con glicina para formar hipurato, que es excretado por la orina.
- **Ácidos biliares:** algunos se conjugan con glicina o taurina para formar sales biliares conjugadas fundamentales para la digestión de las grasas.
- **Ácido salicílico:** puede conjugarse con glicina para formar ácido salicilúrico, facilitando su eliminación.

Un pequeño resumen

Ahora que ya hemos visto la fase 1 y la fase 2, hagamos un pequeño repaso. Imagina tu hígado como una gran fábrica de gestión de residuos que recibe toxinas, fármacos, hormonas usadas o neurotransmisores y se encarga de clasificarlos y procesarlos para que puedan ser reutilizados o eliminados.

En la primera planta (fase 1), las enzimas cortan (hidrolizan), oxidan o activan estos compuestos para hacerlos más fácilmente tratables en las siguientes plantas de la fábrica (fase 2). El problema es que esta parte del proceso también genera sus propios intermediarios peligrosos.

Para solucionarlo, estos intermediarios son clasificados y separados según su tipo y se neutralizan gracias a nuestro sistema antioxidante y a su transformación en las vías de fase 2. Imagina que cada vía es una cinta transportadora donde el organismo va poniendo el compuesto correspondiente para que siga un recorrido concreto. Así, cada tipo de compuesto tiene asignada una o más cintas o vías détox, donde es empaquetado y neutralizado para poder ser posteriormente eliminado.

- La glutationización permite usar el escudo antioxidante glutatión para envolver los compuestos más reactivos y que no dañen nuestras células.
- La metilación usa etiquetas de metilo para desactivar neurotransmisores y apagar genes que necesitan estar callados.
- La sulfatación añade etiquetas de sulfato, empaquetando hormonas y neurotransmisores fundamentalmente.
- La glucuronidación permite empaquetar los desechos con ácido glucurónico para hacerlos más solubles en agua.
- La acetilación coloca pequeñas tapas de acetilo sobre compuestos nitrogenados para neutralizarlos.
- La aminoconjugación permite hacer envoltorios adicionales para toxinas específicas usando la glicina, la taurina o la glutamina según el tipo de compuesto.

4.4. Fase 3: transporte y eliminación

La fase 3 es el último paso del proceso de detoxificación hepática e incluye el transporte y la eliminación efectiva de los residuos fuera del cuerpo. Piensa en una flota de camiones de reparto que recoge todos los paquetes que han sido empaquetados en la fase 2. Estos camiones se encargan de llevar los residuos de la fábrica hacia los contenedores de basura (bilis) o la planta de filtrado (riñones). Si hay pocos camiones o no funcionan bien o las rutas están bloqueadas, la basura se acumula en la fábrica causando problemas internos.

Esta fase la llevan a cabo unas proteínas transportadoras que se encuentran en las membranas de los hepatocitos. Estas proteínas reconocen los metabolitos conjugados y los llevan a la bilis para ser excretados por las heces o bien por la sangre hacia los riñones, para ser filtrados y eliminados por la orina. De esta forma, tenemos tres vías de eliminación:

- **Eliminación por heces:** es la vía principal para eliminar compuestos lipofílicos no reciclables. Los metabolitos conjugados como la bilirrubina glucuronidada, las hormonas y las sales biliares conjugadas son transportados por la bilis hacia el intestino. Allí, si tienes una buena microbiota, se modifican algunos compuestos y finalmente son excretados por las heces. Sin embargo, cuando hay una disbiosis intestinal con aumento de las bacterias productoras de la enzima β-glucuronidasa, los metabolitos se desconjugan y siguen circulando en vez de eliminarse. Esto provoca un mayor riesgo de acumulación sistémica de toxinas y de disfunción hormonal que puede causar síntomas de exceso de estrógenos y mayor riesgo de inflamación sistémica de bajo grado.
- **Eliminación por orina:** es la vía principal para eliminar compuestos hidrosolubles de pequeño tamaño molecular. Los metabolitos hidrosolubles como fármacos acetilados, sulfatados o glucuronidados son transportados por la sangre a los riñones para ser filtrados y eliminados por la orina, siempre y cuando tengas una buena función renal.
- **Eliminación por sudor:** es una vía menor, que permite eliminar algunos compuestos hidrosolubles.

Sin embargo, si la fase 3 no funciona bien se acumulan metabolitos en el hígado, generando colestasis (retención biliar) y daño celular. Además, disminuye la eliminación de fármacos, aumentando su concentración en sangre y el riesgo de toxicidad.

Recomendaciones para apoyar la fase 3

Para favorecer el buen desarrollo de la fase 3 y que tu «fábrica corporal» sea capaz de desprenderse de todos los desechos que no puede reutilizar, puedes seguir los siguientes consejos.

- Asegura una dieta rica en alimentos antioxidantes y ácidos grasos esenciales.
- Evita el consumo de fármacos innecesarios o en dosis altas.
- Suplementate con *Desmodium* o *silimarina* para modular la actividad de los transportadores.
- Bebe suficiente agua a lo largo del día para facilitar la diuresis.
- Haz saunas para favorecer la eliminación de toxinas por la piel.

4.5. Estrés oxidativo

Las reacciones bioquímicas implicadas en las fases 1 y 2 de la detoxificación hepática no son neutras desde el punto de vista redox, lo que significa que durante estos procesos se generan especies reactivas de oxígeno (ROS) como subproductos. Cuando la carga tóxica es elevada o los sistemas antioxidantes no funcionan de forma óptima, esta producción de ROS puede desbordar la capacidad de defensa del organismo y dar lugar al estrés oxidativo.

Estas ROS pueden dañar las células, el ADN y las proteínas, favoreciendo el desarrollo de enfermedades cardiovasculares y degenerativas como el cáncer.

Las especies reactivas de oxígeno se neutralizan gracias a la acción de diversas enzimas:

- **La enzima superóxido dismutasa (SOD2):** constituye el primer paso en esta vía antioxidante. Transforma los radicales superóxido en peróxido de hidrógeno (H_2O_2).
- **La enzima catalasa (CAT):** transforma el peróxido de hidrógeno en agua (H_2O), evitando el daño celular.
- **La enzima glutatión peroxidasa (GPx):** usa glutatión para reducir el peróxido de hidrógeno y otros peróxidos lipídicos, protegiendo las membranas celulares.
- **La enzima NAD(P)H: quinona oxidorreductasa1 (NQO1):** está implicada en la reducción de quinonas a hidroquinonas.

Quinonas: compuestos orgánicos derivados de compuestos aromáticos (como el benceno) que contienen dos grupos cetona en su estructura. Estas moléculas pueden formarse durante el metabolismo de ciertas toxinas, medicamentos y contaminantes ambientales. Aunque algunas quinonas tienen funciones biológicas, muchas son químicamente reactivas y pueden generar radicales libres si no se neutralizan bien.

Imagina tu cuerpo como un castillo majestuoso protegido por sólidas murallas de los peligros del exterior. En este caso, el estrés oxidativo es un ejército de radicales libres que se han descontrolado, se han unido y empiezan a atacar al cuerpo sin sentido. Su ataque corrosivo es peligroso porque debilita las murallas del castillo y daña las estructuras.

Afortunadamente, el castillo tiene un grupo de valientes caballeros: las enzimas antioxidantes, entrenadas para neutralizar a los enemigos y reparar los daños. Entre ellos están las enzimas que acabas de ver, como SOD o GPx, capaces de desarmar a los radicales libres y volverlos menos dañinos. Al frente de estos caballeros está el comandante NRF2, el cerebro detrás de la defensa, el estratega que permanece inactivo hasta que las flechas oxidativas empiezan a golpear. En ese momento, despierta y entra en acción.

El poder del NRF2

Cuando el NRF2 da la alarma, activa a todos los caballeros antioxidantes y fortalece las murallas para prevenir futuros ataques de los radicales libres. Esto lo hace activando genes que aumentan la producción de antioxidantes y de enzimas reparadoras. Por eso decimos que el factor de transcripción NRF2 es el regulador maestro del sistema antioxidante: la llave capaz de controlar y regular la activación de las enzimas anteriores. Cuando se activa el NRF2 por una sobrecarga oxidativa, éste activa a su vez los genes asociados con las enzimas de vías de la fase y los genes de las enzimas antioxidantes. Es como esa alarma de incendios que se ocupa de alertar al resto de los trabajadores de la cadena cuando hay un fuego o, en este caso, un ataque a tus defensas.

Figura 4.1. Regulación del NRF2

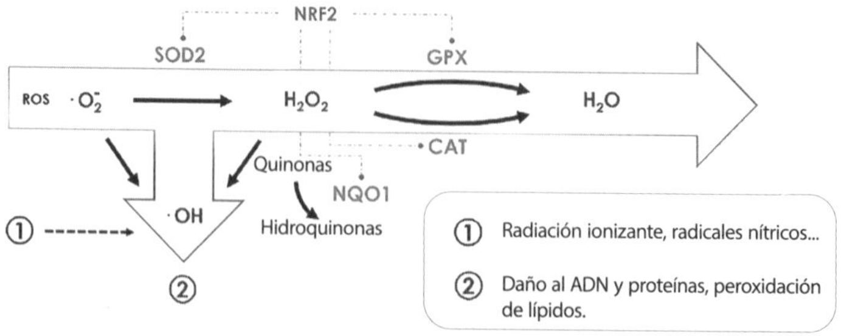

Fuente: Cedida por Eugenomics.

Algunos polimorfismos en el gen NRF2 disminuyen su capacidad reguladora y, por ende, la respuesta del organismo en situaciones de elevado estrés oxidativo.

Recomendaciones para inducir el NRF2

Incorporar algunos alimentos y extractos en la dieta de manera regular puede ayudar a mantener la vía NRF2 activa, reforzando la protección celular contra daños oxidativos y mejorando la capacidad detoxificadora del hígado.

- **Sulforafano:** presente en el brócoli, la col kale y las coles de Bruselas.
- **Curcumina:** el principio activo de la cúrcuma.
- **Epigalocatequina galato (EGCG):** antioxidante del té verde.
- **Resveratrol:** presente en las uvas rojas, los arándanos, las moras, la grosella y los cacahuetes.
- **Quercetina:** abundante en cebollas, alcaparras y manzanas.
- **Alil isotiocianato:** presente en el rábano picante y la mostaza.

- **Cardo mariano (silimarina):** planta hepatoprotectora.
- **6-metilsulfinilhexilo:** presente en el wasabi.
- **Alimentos ricos en omega 3:** algas, pescado azul, nueces o lino.
- **Restricción calórica:** ayuno intermitente y descansos digestivos.

Algunos nutrientes esenciales para el sistema antioxidante son el zinc, el selenio, las vitaminas del grupo B, la vitamina C y E, los carotenos, el cobre, el magnesio, el manganeso y el molibdeno.

4.6. ¿Cómo influye la microbiota en la detoxificación?

La microbiota también es un elemento importante en el proceso de detoxificación de nuestro cuerpo. Entre sus funciones se encuentran:

- Transformar sustancias que llegan al intestino.
- Producir metabolitos que ayudan (pero también pueden perjudicar en cantidades elevadas) la detoxificación.
- Participar en la eliminación final de muchas toxinas que han sido transformadas en el hígado y llegan al intestino para ser eliminadas por las heces.

Cuando el intestino está inflamado y más permeable de lo normal, algunas toxinas pueden reabsorberse y vuelven al hígado en un ciclo vicioso: el hígado limpia, el intestino devuelve y el hígado vuelve a limpiar, un proceso que agota el sistema. No obstante, un hígado sobrecargado no falla de un día para otro, sino que se expresa mediante señales sutiles:

- Fatiga constante
- Pesadez digestiva
- Sensibilidad a olores o químicos
- Piel apagada, acné o eccemas
- Dolores de cabeza
- Dolor de hombro derecho
- Intolerancias alimentarias nuevas
- Retención de líquidos
- Niebla mental

Te preguntarás por qué un «hígado saturado» puede generar dolor referido, especialmente en el hombro derecho. El hígado está en contacto con el diafragma, que está inervado por el nervio frénico (raíces cervicales C3-C5). Estas mismas raíces nerviosas inervan el hombro derecho. Cuando el hígado se inflama, distiende su cápsula, irrita el diafragma y el cerebro puede interpretar la señal como dolor en el hombro, no en el abdomen.

En definitiva, la detoxificación hepática es un proceso fino, continuo y sorprendentemente sofisticado. No se activa con zumos ni se apaga por comer un día mal, sino que es una labor incesante del gran taller del hígado y sus tres equipos, que trabajan juntos para mantener el reino interior en equilibrio.

Cuando comprendemos esto, dejamos de buscar «desintoxicaciones milagrosas» y comenzamos a cuidar el hígado con hábitos reales. Asumimos que la detoxificación no es un evento, sino un proceso vital permanente.

5

Detoxificación cuando existen enfermedades crónicas

5.1. Detoxificación hepática e hígado graso

La acumulación de grasa en el hígado genera estrés oxidativo y una inflamación crónica de bajo grado. Las vías de détox hepáticas ejercen un papel dual en esta patología: por un lado, su disfunción o sobrecarga puede agravar el daño hepático, y por otro, mejorar la capacidad detoxificadora del hígado es una estrategia terapéutica prometedora para frenar su progresión hacia estadios más graves.

Hígado graso metabólico (MASLD): depósito excesivo de triglicéridos hepáticos asociado a disfunción metabólica. Es la principal causa de enfermedad hepática crónica a nivel mundial. Aunque en medicina primaria todavía se habla de HGNA (hígado graso no alcohólico), el término se actualizó y ahora se conoce por MASLD, enfermedad esteatósica o grasa hepática asociada a disfunción metabólica. Cuando además de grasa hay hepatitis (inflamación y daño en el hepatocito), hablamos de esteatohepatitis asociada metabólica (MASH). Lo veremos en profundidad en el capítulo 7.

Fase 1

Un hallazgo clave en MASH en relación con la fase 1 es la participación de la enzima CYP2E1 en la generación de estrés oxidativo. Normalmente, la enzima CYP2E1 metaboliza etanol y ácidos grasos, produciendo peróxido de hidrógeno (agua oxigenada) y radicales libres como subproducto. Sin embargo, en la esteatosis hepática, se observa una inducción de la enzima CYP2E1 incluso sin consumo de alcohol, en especial cuando los depósitos de grasa y la resistencia a la insulina aumentan. Por eso conocemos familiarmente a esta patología como «hígado graso no alcohólico».

Esto crea un círculo vicioso; la disfunción mitocondrial por exceso de grasa activa la enzima CYP2E1 y se generan especies reactivas de oxígeno que a su vez causan lipoperoxidación de las grasas hepáticas, inflamación y muerte de los hepatocitos. Estudios recientes como el liderado por el investigador Dongqin Wei han confirmado la relevancia de esta vía, al describir que la sobreexpresión del regulador proteico denominado *ubitiquin-specific proteinasa 14 (USP14)* aumenta la estabilidad de la enzima CYP2E1 en el hígado graso, aumentando el estrés oxidativo y agravando la inflamación y la fibrosis.[5] Al inhibir USP14, se observó una mejoría de la esteatosis y de la inflamación en modelos murinos de MASH. Esto sugiere que disminuir la actividad excesiva de fase 1 (CYP2E1) en MASH podría ser beneficioso para mitigar el daño oxidativo en estos pacientes.

En línea con esto, existe una línea de estudio que investiga compuestos capaces de inhibir o modular CYP2E1. En ella destacan los flavonoides como la silibinina o silibina del car-

5. Wei, D., *et al.*, «USP14 governs CYP2E1 to promote nonalcoholic fatty liver disease through deubiquitination and stabilization of HSP90AA1», *Cell Death Dis*, 14, 8 (2023), p. 566.

do mariano y algunos flavonoides cítricos que se encuentran principalmente en la cáscara de las frutas como el pomelo, el limón y la naranja. Estos compuestos parecen inhibir CYP2E1 en estudios celulares, reduciendo la producción de radicales libres. Una revisión de 2021 de Wang *et al.* concluyó que los flavonoides exhiben potencial terapéutico en MASLD al ser capaces de regular a la baja la enzima CYP2E1.

Fase 2

En cuanto a la fase 2, su papel protector en el MASLD es fundamental. La esteatosis provoca disminución de glutatión y otras defensas antioxidantes, lo que hace que estos pacientes sean vulnerables al ataque de las especies reactivas de oxígeno generadas en la fase 1. Para reforzar estas vías y detener la progresión del daño, puede ser útil emplear antioxidantes:

- **Vitamina E (800 UI):** muestra mejoría en la inflamación y la esteatosis.
- **NAC o N-acetilcisteína:** también parece mejorar algunos parámetros como las transaminasas y la sensibilidad a la insulina, puesto que eleva el glutatión y apoya directamente la conjugación de fase 2, neutralizando productos de lipoperoxidación y citocinas oxidativas propias de MASH.
- **Resveratrol:** un polifenol con un papel prometedor como antiesteatósico, antioxidante y antiinflamatorio en cultivos celulares. Activa ligeramente las vías Nrf2 y la SIRT1 (sirtuina 1), normaliza el microbioma intestinal y reduce la inflamación intestinal. La activación de Nrf2 coordina una respuesta detoxificadora integral, aumentando la capacidad conjugadora y expor-

tadora a la vez que refuerza los sistemas antioxidantes en el hígado y otros tejidos.
- **Silimarina del cardo mariano:** antioxidante y antifibrosa, la silimarina puede inducir la síntesis de glutatión, a la par que inhibe ciertas vías inflamatorias, desempeñando por tanto un papel hepatoprotector dual.

Fase 3

Con respecto a la fase 3, la esteatosis hepática avanzada suele tener alteraciones en los transportadores y en el flujo biliar, la puerta de salida hacia el intestino de muchos tóxicos conjugados. La resistencia a la insulina y la inflamación crónica de bajo grado pueden disminuir la expresión de las bombas MRP (*multidrug resistance-associated proteins*) en los hepatocitos, encargadas de bombear hacia fuera sustancias nocivas y dañinas para el hígado, lo que dificulta la excreción de los compuestos conjugados en fase 2.

Si, además, la persona tiene una microbiota disbiótica con un aumento de especies productoras de β-glucuronidasa, aumenta el reciclaje de toxinas que regresan al hígado desde el intestino. En estos casos, una opción puede ser aumentar la ingesta de fibra soluble (*psyllium*, salvado de avena) para reducir los niveles de endotoxinas circulantes, descargando así el hígado.

5.2. Detoxificación hepática y enfermedades metabólicas

Las enfermedades metabólicas como la obesidad, la diabetes tipo 2 y el síndrome metabólico tienen una relación estrecha con las vías de detoxificación hepática. Por un lado, el estado inflamatorio crónico y las alteraciones hormonales pueden alterar la expresión de las enzimas de detoxificación. Por otro, la acumulación de ciertas toxinas ambientales (obesógenos o diabetógenos) es un factor emergente que contribuye al desarrollo de estas enfermedades. La resistencia a la insulina común en las patologías metabólicas suele coexistir con MASH y con estrés oxidativo sistémico, lo que presenta riesgo de saturar las defensas antioxidantes.

Los individuos obesos o diabéticos suelen tener menor capacidad para eliminar toxinas comparados con personas metabólicamente sanas, porque presentan alteraciones en la expresión de CYP de fase 1 y transferasas de fase 2. Además, algunos estudios clínicos señalan que las personas obesas presentan una vida media más larga para ciertos medicamentos, lo que aumentaría la carga tóxica interna. Aquí también se crea un peligroso círculo vicioso: la inflamación metabólica entorpece la detoxificación y las toxinas no eliminadas generan más estrés oxidativo e inflamación.

El tejido adiposo en las personas obesas actúa como un almacén de contaminantes lipofílicos (solubles en grasa). Cuando estas personas pierden peso de forma rápida, estas toxinas se liberan a la circulación y puede suponer una sobrecarga para el hígado si la persona no tiene un sistema detoxificador eficiente. Ésta es la razón por la que se ha observado que algunos pacientes obesos, tras la cirugía bariátrica, en fase de adelgazamiento, presentan picos en los niveles plasmáticos de contaminantes orgánicos persistentes (POP).

Para evitar la sobrecarga de las vías détox hepáticas, los programas de peso deberían incluir un apoyo a la función detoxificadora con una elevada ingesta de fibra, antioxidantes y agua para favorecer la excreción de las toxinas conjugadas.

5.3. Detoxificación hepática y cáncer

El vínculo entre las vías de détox hepáticas y el cáncer es complejo y bidireccional. Por un lado, un sistema detoxificante eficiente protege contra la carcinogénesis al eliminar carcinógenos químicos y reducir el daño genético. Por otro lado, en pacientes oncológicos, las mismas vías pueden conferir resistencia a fármacos antitumorales. Además, algunas células cancerosas son capaces de reprogramar su metabolismo incluyendo rutas détox para sobrevivir a condiciones adversas.

Papel en la carcinogénesis y su prevención

Muchos cánceres están vinculados a exposiciones ambientales o dietéticas a carcinógenos, como el humo del tabaco, los contaminantes del aire, las micotoxinas, los herbicidas, las aminas heterocíclicas, los aditivos alimentarios, los disruptores endocrinos... Estos carcinógenos suelen requerir una activación metabólica en la fase 1 para volverse dañinos. Por ejemplo, los benzopirenos del tabaco son inertes hasta que las enzimas CYP1A1 y CYP1B1 de fase 1 los oxidan a epóxidos, unas sustancias capaces de interactuar con el ADN.

Si una persona tiene una fase 1 rápida, pero su fase 2 es lenta o ineficiente, estos epóxidos no se conjugan rápidamente y pueden inducir mutaciones que desencadenen el inicio de un tumor. En cambio, una fase 2 eficiente es capaz de neutralizar los metabolitos carcinogénicos antes de que puedan dañar nuestro ADN, siempre y cuando la carga tóxica ambiental no sea excesiva. Por desgracia, en el mundo occidental, la carga tóxica total a la que una persona está expuesta es superior a la capacidad detoxificadora de la mayoría de los hígados.

Si a esta carga tóxica excesiva le sumamos uno o más polimorfismos genéticos que aumentan la fase 1 y reducen la actividad de enzimas de fase 2, estas personas tendrán mayor riesgo de desarrollar un cáncer. Personas que tengan una fase 1 muy rápida pueden tener mayor susceptibilidad al cáncer de pulmón o de vejiga si son fumadores, y los trabajadores expuestos a pesticidas con deficiencia de GST (genotipo nulo) tienen una incidencia alta de enfermedades hematológicas malignas.

Quimioprevención: consiste en usar nutrientes o fármacos para potenciar la eficiencia de las vías detoxificadoras hepáticas. Por ejemplo, los isotiocianatos de las crucíferas (sulforafano del brócoli) reducen drásticamente la formación de tumores en respuesta a carcinógenos químicos al activar la expresión de diversas enzimas de fase 2 en hígado y otros tejidos.

Para un tratamiento ideal, habría que tener el mapa de polimorfismos genéticos relacionados con fase 1, fase 2 y fase 3 de los pacientes, para poder personalizar la quimioprevención. Usar suplementos que afectan a estas vías por nuestra cuenta puede resultar en una detoxificación inadecuada.

Papel en el tratamiento del cáncer

Y una vez que se ha desarrollado el cáncer, ¿son igual de importantes las vías de detoxificación? Llegados a ese punto, las vías de detoxificación pueden ser un arma de doble filo en relación con el tratamiento, ya que tienen mucha influencia en el efecto que los fármacos puedan producir en nuestro cuerpo.

Por ejemplo, el profármaco ciclofosfamida usado para el linfoma o el mieloma múltiple, precisa ser activado por la enzima CYP2B6 en el hígado. No obstante, como los polimorfismos genéticos en el gen CYP2B6 pueden dar lugar a diferentes fenotipos o expresiones metabólicas de la enzima (metabolizador ultrarrápido, rápido, intermedio o lento), no sabremos cómo será la eficacia y la toxicidad del fármaco hasta que sepamos cuál es el caso concreto de cada paciente. Identificar los posibles polimorfismos de un paciente permite personalizar la dosis para optimizar el tratamiento y minimizar los efectos adversos.

Un problema adicional es la capacidad de las células cancerosas de poder expresar en alto grado bombas de eflujo (MRP) que expulsan los fármacos quimioterápicos fuera de la célula tumoral, confiriendo resistencia al fármaco. Este fenómeno se observa en especial en las leucemias, linfomas y cánceres de ovario, mama y colon.

Por último, en la atención de pacientes oncológicos es importante el manejo de la toxicidad hepática de la quimioterapia. El hígado metaboliza la mayoría de las quimioterapias, y a veces sufre por la sobrecarga de manejar tantos agentes citotóxicos y se expresa con una elevación de las transaminasas y una hepatitis tóxica. Mantener un buen estado nutricional puede ayudar al hígado a procesar los fármacos de manera más segura.

5.4. Detoxificación hepática y enfermedades neurodegenerativas

El cerebro es muy vulnerable al estrés oxidativo y a los daños por toxinas, debido a su alto consumo de oxígeno y a su elevada composición grasa. Una vez más, la función detoxificadora del hígado se vuelve fundamental, ya que condiciona la carga de tóxicos sistémicos que pueden alcanzar el sistema nervioso. Además, muchos mecanismos celulares détox (como glutatión, Nrf2 y autofagia) son comunes al hígado y al cerebro.

En las enfermedades neurodegenerativas como el alzhéimer o el párkinson, se observan una serie de síntomas:

- Estrés oxidativo crónico.
- Acumulación de proteínas aberrantes: plegadas de forma incorrecta o defectuosa, impidiendo que realicen su función normal.
- A menudo, metales pesados y tóxicos o pesticidas ambientales en la fisiopatología.

En la enfermedad de Parkinson, la muerte de neuronas dopaminérgicas está asociada a un estrés oxidativo elevado y a la presencia de toxinas ambientales como pesticidas y metales pesados. De hecho, el riesgo de sufrir párkinson es mayor en personas con variantes genéticas que reducen su capacidad detoxificante. Por ejemplo, las personas con genotipos nulos para GST M1/T1 (glutatión transferasas) o con ciertas variantes de NAT2 (acetiladores lentos) podrían tener una incidencia más alta si han tenido contacto con pesticidas organoclorados. Sucede así porque tener menos capacidad de conjugación de toxinas deja el cerebro más expuesto a daños.

La deficiencia de glutatión en la sustancia negra, la zona del cerebro a la que afecta el párkinson, parece un rasgo común en las personas con esta enfermedad. El glutatión es un protector crucial de las neuronas dopaminérgicas y su agotamiento facilita la peroxidación lipídica y disfunción mitocondrial.

El factor Nrf2 es también relevante en la neurodegeneración. Tanto en el alzhéimer como en el párkinson hay evidencia de que la ruta Nrf2 está insuficientemente activa o secuestrada por agregados proteicos, lo que contribuye a la progresión de la enfermedad. Recuerda que el Nrf2 actúa como el comandante que planea la estrategia de defensa antioxidante del cuerpo; si él no funciona bien, el resto de los elementos defensivos (las enzimas) tampoco lo hacen.

Algunos modelos en ratones han mostrado que activar Nrf2 genética o farmacológicamente reduce la pérdida neuronal y los déficits motores. Esto ocurre porque Nrf2 activa genes de detoxificación y mecanismos de limpieza celular, incluyendo sistemas de degradación de proteínas dañadas. A nivel inflamatorio, Nrf2 también reduce la activación excesiva de microglías (células inmunes cerebrales), limitando la neuroinflamación crónica. Por todo ello, Nrf2 se considera una gran herramienta terapéutica para enfermedades neurodegenerativas.

Además de antioxidantes, el hígado ayuda a eliminar del cuerpo sustancias neurotóxicas como metales pesados y tóxicos y productos del metabolismo que pueden dañar el cerebro si se acumulan. Un ejemplo claro es el amoníaco en la encefalopatía hepática: cuando el hígado falla (cirrosis), pierde la capacidad de detoxificar el amoníaco que le llega del intestino, y éste atraviesa la barrera hematoencefálica generando un estado confusional y daño neurológico.

La microbiota intestinal tiene también un papel importante a través del eje intestino-cerebro. Por ejemplo, aunque en condiciones normales el hígado detoxifica los metabolitos bacterianos como el p-cresol o el ácido indolacético por la vía de la sulfatación o glucuronidación, en pacientes de párkinson y autismo se han detectado niveles elevados de derivados indólicos. Eso implica una potencial sobrecarga de las vías détox, con todas las consecuencias derivadas.

5.5. Detoxificación hepática y enfermedades psiquiátricas

Hasta ahora, la lista de tareas del hígado parece casi infinita: además de filtrar toxinas, metaboliza los fármacos psicotrópicos, modula la inflamación sistémica y el estrés oxidativo, participa en el metabolismo de triptófano, hormonas, esteroideas y citoquinas, todos ellas con impacto cerebral, e influye en la microbiota y la barrera intestinal.

Todas esas tareas están muy relacionadas con la salud y la enfermedad psiquiátrica. Así, las alteraciones en las vías de fase 1, 2 y 3 de détox pueden contribuir a:

- Síntomas psiquiátricos secundarios a enfermedad hepática.
- Vulnerabilidad a trastornos de ánimo/ansiedad por inflamación y toxinas.
- Respuesta anómala o toxicidad a psicofármacos.

Fase 1, psicofármacos y síntomas psiquiátricos

La mayoría de los antidepresivos, antipsicóticos, ansiolíticos y muchos estabilizadores del ánimo se metabolizan por la familia de los CYP, las enzimas del sistema citocromo responsables de la fase 1.

- Los **metabolizadores lentos** tendrán más niveles plasmáticos de los fármacos y más efectos adversos como sedación, disforia, síntomas tipo *delirium* o síntomas extrapiramidales (temblores, rigidez, inquietud o movimientos involuntarios).
- Los **metabolizadores ultrarrápidos** tendrán niveles plasmáticos más bajos, por lo que no responderán

adecuadamente al tratamiento y tendrán efectos rebote.

Además, en la enfermedad hepática crónica (hepatitis, cirrosis, MASH avanzada) aumenta la vida media de estos fármacos y, con ella, el riesgo de confusión, somnolencia y pseudodemencia. Por otra parte, la depresión o apatía pueden empeorar porque aumenta la sedación crónica y existe un mayor riesgo de *delirium* y encefalopatía hepática provocada por psicofármacos sedantes.

En estos pacientes, es importante monitorear la aparición de síntomas cognitivos.

Fase 2, inflamación y vulnerabilidad psiquiátrica

Como ya has visto, las conjugaciones de fase 2 (glucuronidación, sulfatación, metilación y glutatión) ayudan a neutralizar tóxicos y radicales libres. Si el hígado tiene su capacidad détox de fase 2 reducida por genética, consumo de alcohol o fármacos o alguna patología como MASLD, se acumulan metabolitos reactivos y toxinas. Como resultado, aumenta el estrés oxidativo sistémico. Esto potencia la neuroinflamación y daña los circuitos frontolímbicos implicados en la depresión, la ansiedad y la psicosis, y también aumenta la vulnerabilidad a síntomas cognitivos como fatiga, niebla mental y baja motivación.

En la depresión mayor, el trastorno bipolar y la esquizofrenia encontramos elevación de marcadores inflamatorios (IL-6, PCR, TNF-α), aumento de estrés oxidativo y reducción de antioxidantes en sangre y a veces en el líquido cefalorraquídeo y el tejido cerebral.

Metabolismo del triptófano y eje KYN/IDO

Triptófano: aminoácido esencial (que el cuerpo no puede producir) fundamental para la síntesis de proteína y precursor clave de neurotransmisores como la serotonina y la melatonina.

La detoxificación hepática es un eslabón crítico en la triada hígado-intestino-cerebro. Cuando la microbiota intestinal está desequilibrada y aumenta la permeabilidad intestinal, mayores cantidades de endotoxinas bacterianas, especialmente lipopolisacáridos, alcanzan el hígado a través de la circulación portal. La función détox hepática, especialmente en sus fases 2 y 3, se ve entonces sobrecargada, porque el hígado debe neutralizar citoquinas, toxinas bacterianas, aldehídos reactivos y radicales libres. Si estas vías están comprometidas por déficit nutricional, estrés oxidativo acumulado o MASLD, su capacidad para neutralizar la carga tóxica disminuye. Es una tormenta perfecta que perpetúa un estado inflamatorio sistémico que alimenta la disbiosis y mantiene el sistema inmune activado.

En presencia de esta inflamación sostenida, la actividad de la enzima IDO (indolamina 2,3-dioxigenasa) aumenta, forzando que el triptófano se desvíe hacia la vía de la quirunenina en detrimento de la producción de serotonina. Aquí, la detoxificación hepática vuelve a ser relevante porque muchos metabolitos de la quirunenina son neurotóxicos o prooxidantes y requieren una adecuada conjugación y eliminación hepática. Cuando estas vías están saturadas o son deficientes por un polimorfismo, estos metabolitos neurotóxicos se acumulan, alcanzan el sistema nervioso central y potencian la activación de la microglía, el estrés oxidativo y la disfunción glutamatérgica, todos ellos procesos implicados en la fisiopatología de la depresión.

Así, una detoxificación hepática comprometida no sólo amplifica la inflamación de bajo grado, sino que también dificulta la depuración de metabolitos neuroactivos, creando un círculo vicioso patológico que vincula la triada hígado-intestino-cerebro con el desarrollo y la persistencia de síntomas depresivos.

Fase 3 y eje intestino-hígado-cerebro

La fase 3 exporta los metabolitos conjugados por la bilis hacia el intestino y la orina. En pacientes con cuadros mixtos digestivo-psiquiátricos como es el síndrome de intestino irritable, la fibromialgia o la depresión, encontramos alteración de la microbiota, aumento de la permeabilidad intestinal y síntomas de sobrecarga funcional hepática como fatiga postprandial o intolerancia al alcohol o a medicamentos.

La disbiosis y el aumento de permeabilidad intestinal favorecen a su vez el paso de más endotoxinas a la circulación enterohepática, lo que acrecienta la inflamación sistémica y la neuroinflamación.

En conclusión, la detoxificación hepática tiene un papel fundamental en la comprensión de las enfermedades crónicas. Lejos de ser un proceso aislado, constituye un sistema dinámico que integra señales metabólicas, inmunológicas, endocrinas y neurobiológicas.

Las alteraciones en las fases 1, 2 y 3 détox no sólo comprometen la capacidad del organismo para neutralizar xenobióticos y toxinas endógenas, sino que también desencadenan una cascada de procesos sistémicos que afectan profundamente a la salud.

En el contexto de las enfermedades crónicas, la disfunción hepática actúa como amplificador de la inflamación, el estrés oxidativo, la disbiosis intestinal y la disrupción neuroendocrina. La incapacidad para gestionar de forma eficiente las sustancias reactivas y los mediadores inflamatorios promueve un terreno biológico caracterizado por una inflamación persistente de bajo grado, resistencia hormonal, deterioro mitocondrial y desregulación inmunometabólica. Esta interacción sostenida en el tiempo contribuye al desarrollo y progresión de múltiples patologías crónicas.

6

La triada estrógenos-hígado-microbiota

6.1. Guía rápida de los estrógenos

La relación entre los estrógenos, el hígado y la microbiota intestinal determina la salud de la mujer tanto en la edad fértil como en la menopausia. En este capítulo vamos a estudiar en detalle la estrecha relación entre los tres.

> **Estrógenos:** hormonas sexuales femeninas, fundamentales para tener un ciclo menstrual regular (junto con la progesterona), mantener una buena densidad ósea y una buena salud cardiovascular, y para prevenir enfermedades neurodegenerativas. Después de cumplir su función, los estrógenos han de ser inactivados y eliminados para mantener el equilibrio hormonal.

El hígado es el principal órgano que inactiva (metaboliza) los estrógenos a través de una hidroxilación en la fase 1 y después una glucuronidación, metilación o sulfatación en la fase 2. Este proceso los transforma en metabolitos hidrosolubles que son excretados mayormente por la bilis hacia el intestino, para ser eliminados a través de las heces.

La microbiota intestinal puede desconjugar los estrógenos que llegan del hígado al intestino a través de la bilis, rompiendo los enlaces de los estrógenos con el ácido glucurónico y el grupo sulfato. Estos estrógenos libres son reabsorbidos y llegan al hígado de nuevo, a través de la circulación enterohepática, y también a otros órganos donde pueden ejercer su función. Necesitamos mantener un equilibrio entre los estrógenos que eliminamos y los que reabsorbemos.

Para tener una buena salud hormonal necesitamos, por lo tanto, un hígado e intestino sanos y una microbiota eubiótica.

Los estrógenos se fabrican ante todo en los ovarios y en menor medida en las glándulas suprarrenales y el tejido adiposo. Los cuatro estrógenos naturales son:

- **Estradiol (E2):** el más potente y abundante en las mujeres en edad fértil.
- **Estrona (E1):** predominante en la menopausia.
- **Estriol (E3):** que aumenta significativamente en el embarazo.
- **Estetrol (E4):** producido sólo durante el embarazo por el hígado fetal.

Todos ellos se sintetizan a partir de los andrógenos gracias a la acción de la enzima aromatasa.

Aromatasa: enzima cuya función es aromatizar los andrógenos para convertirlos en estrógenos: transforma la androstenediona en estrona y la testosterona en estradiol. Se localiza en el retículo endoplasmático de varios tejidos como las mamas, los ovarios, los testículos, el cerebro, la piel, las glándulas suprarrenales, la placenta y sobre todo el tejido adiposo. Permite mantener un equilibrio hormonal adecuado.

Los estrógenos pueden circular por la sangre en forma libre o unidos a unas proteínas llamadas *sex hormone binding protein* (SHBP, por sus siglas en inglés). Cuando la proteína SHBG se une a los estrógenos, los tejidos no pueden usarlos. Para ejercer su efecto, los estrógenos han de estar libres para poder unirse a receptores específicos en las células de sus diversos tejidos diana. Esos receptores son como «llaves especiales» en nuestras células que se acoplan los estrógenos para permitirles cumplir su función.

Existen principalmente dos tipos de receptores: los receptores estrogénicos alfa (ERα) y los receptores estrogénicos beta (ERβ). Aunque ambos se unen a los estrógenos, derivan en funciones diferentes.

- **ERα, el promotor del crecimiento:** se encuentra abundantemente en tejidos como:

    - El endometrio, regulando el ciclo menstrual y promoviendo su crecimiento y preparación para un posible embarazo.
    - La mama, donde su activación puede estimular la proliferación celular (la mayoría de los cánceres de mama son ERα positivos).
    - El hueso, contribuyendo a la densidad ósea (previene la osteoporosis).

- **ERβ, el moderador y protector:** destaca su efecto antiproliferativo, antiinflamatorio, neuro y cardioprotector, regulador del peso corporal y del metabolismo. Se distribuye ampliamente en el cuerpo, incluyendo:

- Riñones, pulmones, corazón, cerebro y vasos sanguíneos, donde desempeña un papel protector.
- Ovarios, en las células del estroma ovárico.
- Próstata, con acciones antiproliferativas en el cáncer de próstata.
- Sistema nervioso central, implicado en funciones cognitivas y emocionales.
- Intestino, en la mucosa intestinal.
- Hueso, predomina en el hueso trabecular o esponjoso (más interno y poroso) con papel modulador y más complejo, con efectos variables.

La magia de los estrógenos reside en el equilibrio de la expresión de ambos receptores y su actividad en los distintos tejidos. Es como si, en algunos tejidos, el ERα fuera el pedal del acelerador y el ERβ fuese el pedal del freno. Un desequilibrio en esta balanza podría tener implicaciones importantes para la salud. Por ejemplo, en el cáncer de mama, si bien la expresión de ERα está asociada al crecimiento tumoral, se ha investigado que una relación elevada ERα / ERβ podría indicar una mayor agresividad, mientras que una mayor expresión de ERβ podría tener un efecto protector.

Fitoestrógenos, xenoestrógenos y receptores estrogénicos

Así como los estrógenos son hormonas producidas en el cuerpo, existen compuestos de estructuras similares con otros orígenes, los fitoestrógenos y los xenoestrógenos:

- **Fitoestrógenos:** compuestos de origen vegetal con una estructura química similar a la del estradiol. Los veremos en detalle más adelante.

- **Xenoestrógenos:** compuestos químicos sintéticos subproductos de la actividad industrial y agrícola que mimetizan la acción de los estrógenos. Proceden de pesticidas, herbicidas como el glifosato, plásticos como el bisfenol A, productos de limpieza y de higiene personal, cosméticos, filtros UV en protectores solares, poliéster de los tejidos... Son sustancias extrañas al cuerpo con capacidad de alterar nuestro sistema hormonal (disruptores endocrinos).

Respecto a su conexión con los receptores estrogénicos, los fitoestrógenos tienen una mayor afinidad por el Erβ, mientras que los xenoestrógenos tienen una mayor afinidad por los Erα. Por lo tanto, los efectos biológicos resultantes de cada uno de ellos son diferentes. Los fitoestrógenos tienen un efecto beneficioso y modulador hormonal, mientras que los xenoestrógenos tienen un efecto perjudicial, ya que el receptor alfa está ligado a efectos proliferativos en tejidos como la mama y el útero, y también pueden alterar el desarrollo, sobre todo en períodos críticos como el desarrollo fetal o la pubertad. Con todo, su efecto final depende de la concentración, la duración de la exposición y el contexto biológico.

A menudo, estamos expuestos al mismo tiempo a una mezcla de varios xenoestrógenos. Al efecto combinado de estas exposiciones lo llamamos *efecto cóctel* y puede ser mayor de lo que se esperaría de la suma de los efectos individuales.

6.2. ¿Cómo inactiva tu cuerpo los estrógenos?

Para evitar una sobreestimulación de los receptores y asegurar el equilibrio, los estrógenos han de ser inactivados y eliminados una vez que han cumplido su función. Este proceso de inactivación ocurre sobre todo en el hígado. El metabolismo estrogénico requiere del paso de los estrógenos por la fase 1 y fase 2 de détox hepáticas para luego ser excretados los metabolitos resultantes hacia el intestino.

En la fase 1

Los estrógenos llegan al hígado y sufren una hidroxilación, es decir, la adición de un grupo hidroxilo para crear un metabolito soluble en agua. Como hemos visto antes, esta reacción ocurre con la ayuda del citocromo P450, en particular de las isoformas CYP1A1, CYP1B1 y CYP3A4. Dependiendo de en qué posición del anillo esteroide ocurra la hidroxilación, se obtienen metabolitos con distintas propiedades biológicas. Por ejemplo:

- **2-hidroxiestrona (2-OH-E):** es un catecol estrógeno, un metabolito con una débil acción estrogénica. Además, la enzima COMT lo inactiva con rapidez en la fase 2, lo que limita su capacidad para unirse a los receptores estrogénicos.
- **4-hidroxiestrona (4-OH-E):** es también un catecol estrógeno. Aunque se produce en menor cantidad, puede generar más especies reactivas de oxígeno (radicales libres) y aductos de ADN (complejos formados por una sustancia química unida al ADN) si no es neutralizado en la fase 2. La formación de aductos de ADN puede dañar el ADN, interferir en su replicación y causar mutaciones.

    - Los metabolitos 2 y 4 hidroxiestrona se oxidan con facilidad a quinonas, unos compuestos altamente reactivos que pueden dañar el ADN y promover la carcinogénesis de forma directa o indirecta. Un estudio liderado por Cavalieri postula que la oxidación de los estrógenos a quinonas y la subsecuente formación de aductos de ADN pueden ser un mecanismo clave en el desarrollo de ciertos cánceres relacionados con hormonas.[6]

- **16α-hidroxiestrona (16α-OH-E):** a diferencia de los catecol estrógenos, este metabolito tiene una gran actividad estrogénica. Tiene una alta afinidad por el receptor de estrógeno alfa y se une a él de forma más persistente que el estradiol, lo que prolonga su actividad.

Los niveles elevados de 16α-OH-E, sobre todo en relación con los 2-OH-E, se han asociado con un mayor riesgo de cáncer de mama y otros cánceres hormonodependientes. En un estudio prospectivo del año 2000, se estudió la asociación entre los niveles de 2-hidroxiestrona, 16α-hidroxiestrona y la ratio 2-OH-E1:16α-OH-E1 y el mayor o menor riesgo de cáncer de mama.[7] Los resultados mostraron que, en mujeres premenopáusicas, una ratio elevado se asociaba con menor riesgo de cáncer de mama, lo que respalda la hipótesis de que una mayor vía de 2-hidroxilación podría ser protectora frente a la vía de 16α-hidroxilación.

6. Cavalieri, E., *et al.*, «Catechol estrogen quinones as initiators of breast and other human cancers: implications for biomarkers of susceptibility and cancer prevention», *Biochim Biophys Acta,* 1766, 1 (2006), pp. 63-78.

7. Muti, P., *et al.*, «Estrogen metabolism and risk of breast cancer: a prospective study of the 2:16alpha-hydroxyestrone ratio in premenopausal and postmenopausal women», *Epidemiology*, 11, 6 (2000), pp. 635-640.

Podemos medir los niveles de estrógenos primarios, estrógenos hidroxilados y estrógenos metilados en orina en las diferentes etapas vitales de la mujer.

- En la edad fértil:
    - Para evaluar trastornos hormonales relacionados con el ciclo menstrual (menorragia, amenorrea) y personalizar los tratamientos hormonales en mujeres en edad fértil.
    - Para personalizar los tratamientos hormonales sustitutivos (anticonceptivos o terapias de fertilidad).

- En la peri, meno y postmenopausia:
    - Para monitorear las terapias hormonales, evaluar la respuesta individual a las terapias de reemplazo hormonal y ajustar los tratamientos según sea necesario.
    - Para evaluar el riesgo de salud relacionado con los estrógenos como el cáncer de mama o la osteoporosis.

En la fase 2

En esta fase, el hígado empaqueta los metabolitos generados en la fase 1 añadiéndoles grupos químicos polares para inactivarlos y facilitar su expulsión del organismo. Los catecolestrógenos (2-OH y 4-OH) pueden ser metilados por la COMT a metoxiestrógenos. La metilación del 4-OH lo convierte en un compuesto significativamente menos activo y por lo tanto menos dañino; por su parte, cuando la 2-OH es metilada tiene propiedades beneficiosas al inhibir la proliferación de las células cancerosas de mama *in vitro*.

En la fase 3

Una vez conjugados, los metabolitos se excretan del hígado ante todo a través de la bilis hacia el intestino, pero también pasan a la circulación para ser eliminados por la orina. Sin embargo, el proceso de eliminación puede verse alterado en el intestino. Si esto ocurre, se provoca una recirculación enterohepática de los estrógenos.

6.3. Recirculación enterohepática y el papel del estroboloma

Una parte de los estrógenos conjugados en el hígado y vertidos al intestino con la bilis no se eliminan con las heces, sino que son reabsorbidos después de ser desconjugados por la acción de una enzima, la **β-glucuronidasa**, que se encuentra en un grupo de bacterias intestinales. Esto puede prolongar su acción y causar un exceso, alterando la salud. En este ciclo tiene mucha importancia un grupo de bacterias conocidas como *estroboloma*.

Estroboloma: conjunto de bacterias de nuestra microbiota intestinal que produce la enzima β-glucuronidasa. Esta enzima rompe el enlace glucurónido entre los estrógenos, devolviendo el estrógeno a su forma libre activa, lo que permite que sea reabsorbido a través de la pared intestinal hacia la circulación sanguínea y llegue de nuevo al hígado, en lo que llamamos «circulación enterohepática».

Los géneros más relevantes que forman parte del estroboloma son: *Escherichia coli*, *Clostridium* spp., *Bacteroides* spp., algunas cepas de *Bifidobacterium* spp., algunas cepas de *Lactobacillus* spp. y *Enterobacter* spp.

En condiciones normales, la microbiota intestinal produce una cantidad moderada de β-glucuronidasa, con la que las mujeres mantenemos el equilibrio entre los estrógenos que eliminamos y los que reciclamos. Un intestino sano actúa como un regulador más de los estrógenos circulantes: cuando la microbiota intestinal es diversa y equilibrada, colabora con el hígado en un ciclo en el que una parte de los estrógenos conjugados se eliminan y otra parte se desconjuga en el colon distal y se reabsorbe. La clave es que esto sucede en pequeñas cantidades, ayudando a mantener niveles hormonales estables.

Si hay una disbiosis intestinal con un exceso de bacterias productoras de esta enzima, este proceso se amplifica: aumentan los niveles de estrógenos circulantes y se eleva la carga estrogénica global. Esto es peligroso porque los niveles crónicamente elevados de estrógenos pueden contribuir al desarrollo de patologías vinculadas a un hiperestrogenismo o dominancia estrogénica como el síndrome premenstrual, la endometriosis y cánceres hormonodependientes.

Por otro lado, una insuficiente desconjugación podría llevar a eliminar demasiados estrógenos. Esto es relevante en algunos casos, como en la menopausia, donde los ovarios dejan de producir estradiol y puede aumentar el riesgo de osteoporosis.

Dependiendo de la etapa de la mujer, si está en edad fértil o en menopausia, el tener más o menos bacterias del grupo anterior se convierte en un valor importante. Es decir, tener un mayor o menor estroboloma es un factor que puede incidir para bien y para mal en su salud hormonal.

En la menopausia, cuando los niveles estrogénicos en las mujeres son bajos, tener un gran número de bacterias que sintetizan la enzima β-glucuronidasa favorece que haya una mayor reabsorción y con ella un mayor nivel de estrógenos circulantes. De esta forma, se reducen los síntomas y patologías ligadas a una pérdida de estrógenos activos, como la osteoporosis, las enfermedades cardiovasculares y la neurodegeneración.

6.4. Factores que influyen en un metabolismo estrogénico saludable

Existen factores genéticos, nutricionales y ambientales que influyen en nuestro metabolismo estrogénico. Algunos tienen que ver con el estilo de vida, mientras que otros se relacionan con polimorfismos o con determinadas patologías.

Factores genéticos

Nuestra capacidad de fabricar y de metabolizar los estrógenos viene determinada en parte por posibles polimorfismos genéticos en alguna de las vías de detoxificación. Por ejemplo, la aromatasa puede tener una actividad acelerada por un polimorfismo genético en el gen CYP 19A1. Podemos sospecharlo en niñas con una pubertad muy precoz (antes de los once años). Hoy en día, estamos tan expuestos a disruptores endocrinos desde antes de nacer, que es una de las causas a considerar en la pubertad precoz.

Los polimorfismos en los genes que codifican los receptores estrogénicos también pueden alterar la forma en que éstos se unen a los estrógenos y la magnitud de su respuesta en los tejidos. Así, los polimorfismos en los genes CYP1A1 o CPY1B1 pueden hacer que una mujer produzca proporcionalmente más 4-OH y 16α-OH y menos 2-OH. Esto se asocia a un mayor riesgo de enfermedades proliferativas estrogenodependientes.

De forma similar, si tienes una COMT lenta, acumularás más catecolestrógenos. Lo sabrás porque serás más sensible a sustancias estimulantes como la cafeína y a las hormonas del estrés, que se acumularán en la vía de la metilación que, en vez de ser una autopista, si eres una metiladora lenta, será una carretera comarcal. Un polimorfismo en esta vía puede predisponer a dominancia estrogénica, ya que los 2-OH y 4-OH estrógenos no se neutralizan rápido y pueden recircular o incluso formar compuestos lesivos para las células.

Además, algunos polimorfismos en los genes de la glucuronidación (UGT) o sulfatación pueden condicionar la velocidad de eliminación de los estrógenos.

En resumen, la genética puede predisponer a un metabolismo estrogénico rápido o lento. Existe la posibilidad de hacer un estudio genético para valorar la existencia de polimorfismos relacionados con la síntesis de estrógenos, los receptores de estrógenos y las enzimas implicadas en el metabolismo de los estrógenos en las rutas de fase 1 y fase 2 de detoxificación hepática. Hacer un estudio genético puede estar indicado en mujeres de riesgo, para la prevención de enfermedades y afecciones relacionadas con niveles altos de estrógenos como cáncer, ovario poliquístico, endometriosis...

Factores nutricionales y de estilo de vida

La dieta y el estilo de vida (ejercicio físico, sueño, consumo de tabaco y alcohol) tienen un impacto considerable en nuestro metabolismo estrogénico.

Las **dietas altas en grasa saturada** se han asociado con un aumento de la 16α-hidroxilación, mientras que las **dietas ricas en vegetales y fibra** favorecen la 2-hidroxilación. Un consumo elevado de fibra arrastra además más estrógenos con las heces y modula la microbiota para reducir la recirculación.

Algunos compuestos bioactivos de los vegetales pueden modular estas vías, como los indoles de las verduras crucíferas (brócoli, col...). El indol-3 carbinol (I3C) y en especial su metabolito DIM (diindolilmetano) son unos potentes inductores de la enzima estrógeno-2-hidroxilasa, lo que aumenta la proporción de metabolitos 2-OH beneficiosos.

Asimismo, algunos fitoquímicos presentes en los champiñones, las crucíferas, los frutos del bosque, la granada, el té verde, las semillas de lino y de sésamo, la canela y el mangostán pueden inhibir la aromatasa, disminuyendo la fabricación de estrógenos.

La **obesidad** es otro factor que incide en una mayor producción de estrógenos, debido a que el exceso de tejido adiposo aumenta la actividad de la enzima aromatasa. Además, la obesidad inhibe la vía de la 2-hidroxilación en el hígado, disminuyendo la producción de metabolitos 2-OH protectores, y favorece la vía de la 16α-hidroxilación, que se asocia con la producción de metabolitos activos. En otras palabras, en personas con obesidad suele predominar un perfil metabólico estrogénico más proliferativo, lo que podría explicar la asociación entre obesidad y mayor riesgo de cáncer de mama en mujeres en la postmenopausia.

La **exposición a tóxicos ambientales** como los xenoestrógenos (compuestos externos con efecto estrogénico o disruptor endocrino) puede sobrecargar las vías de detoxificación y alterar el equilibrio hormonal. Los pesticidas organoclorados, los bisfenoles (como el BPA de los plásticos), el teflón, los ftalatos en la cosmética y muchas otras sustancias pueden unirse a los receptores de los estrógenos o interferir con la función de algunas de las enzimas détox hepáticas. Si el hígado está ocupado eliminando solventes, alcohol o pesticidas, retrasará la eliminación de los estrógenos.

El **alcohol** es otro factor de riesgo para el cáncer de mama, debido a que eleva los niveles circulantes de estrógenos al aumentar la actividad de la aromatasa y bloquear rutas détox hepáticas.

El **consumo elevado de cafeína**, en algunas personas, puede afectar el metabolismo estrogénico dependiendo de sus polimorfismos genéticos.

Por su parte, el **estrés crónico** genera niveles elevados de cortisol de manera sostenida. El cortisol elevado tiende a antagonizar la progesterona, lo que puede contribuir a estados de pseudodominancia estrogénica, porque la progesterona baja relativa permite que el estrógeno domine. Además, el estrés altera la microbiota intestinal impactando potencialmente en el estroboloma y generando un estado de inflamación crónica de bajo grado que puede repercutir en una menor eficiencia de las vías de conjugación hepáticas.

Del otro lado, el **ejercicio físico aeróbico moderado regular** aumenta la expresión de enzimas hepáticas beneficiosas al inducir la vía de la 2-hidroxilación. Además, contribuye a mantener un porcentaje de grasa saludable, reduciendo la excesiva aromatización.

Cómo saber cómo está tu metabolismo estrogénico

Existen diversas pruebas que permiten evaluar cómo está metabolizando y eliminando los estrógenos nuestro cuerpo. Éstas son dos posibilidades:

- **Análisis de metabolitos estrogénicos en orina:** indica qué vías metabólicas predominan. La ratio 2-OH / 16α-OH óptima es alrededor de 2.
- **Perfil microbiológico intestinal (estroboloma):** si bien por sí solo no cuantifica la actividad enzimática, puede orientar sobre el estroboloma de una persona. Una abundancia de ciertas especies del género *Clostridium* o *Escherichia coli* podría sugerir una mayor actividad β-glucuronidasa.
- **β-glucuronidasa fecal:** algunos laboratorios pueden medir directamente la actividad β-glucuronidasa fecal.

6.5. Cómo alimentar tu metabolismo estrogénico

A través de la alimentación y del consumo regular de determinados compuestos naturales, podemos optimizar el metabolismo de los estrógenos. Éstos son algunos de tus mejores aliados:

- Verduras crucíferas
- Fibra dietética
- Alimentos ricos en fitoestrógenos
- Té verde
- Alimentos fermentados
- Pescado azul y DHA

Verduras crucíferas

El brócoli, la coliflor, las coles de Bruselas, los berros o la rúcula contienen glucosinolatos que, al metabolizarse, generan sulforafano e indol-3 carbinol (I3C) y su derivado DIM (diindolilmetano), con propiedades anticancerígenas y actividad antioxidante.

Sin embargo, hay que tener en cuenta que la metabolización de los glucosinolatos en tiocianatos, isotiocianatos (sulforafano) e índoles (I3C) ocurre por la acción de la mirosinasa. Esta enzima sólo se activa cuando cortamos el brócoli quince minutos antes de cocinarlo, cuando lo masticamos o lo machacamos, o si lo usamos en un extractor de prensado en frío.

En el estómago, gracias a la presencia del ácido, el I3C genera una serie de sustancias como el DIM, que inducen la actividad de las enzimas CYP1A1 en el hígado, favoreciendo la hidroxilación de los estrógenos a metabolitos protectores. De esta manera, promueven un equilibrio hormonal saludable.

Por su parte, el sulforafano es un isotiocianato con una potente acción antioxidante, que activa enzimas que neutralizan los radicales libres. Tiene actividad proapoptosis, antimetástasis y antiangiogénica. Estimula la producción de enzimas de fase 2 (especialmente la sulfatación) y la síntesis de glutatión en el hígado, lo que mejora la capacidad de conjugación y eliminación de estrógenos.

Recomendación: incluir una ración de col fermentada (chucrut), brócoli al vapor (cocinado cuatro minutos) o un puñado de brotes o germinados de brócoli al día ayuda a mantener tus estrógenos a raya.

Fibra dietética

Se considera que tienen fibra dietética las frutas, verduras, legumbres y cereales integrales. Esta fibra cumple una doble función. Por un lado, ayuda a reducir la reabsorción intestinal de estrógenos, porque atrapa una parte de los estrógenos conjugados, y acelera el tránsito intestinal, evitando que permanezcan mucho tiempo disponibles para desconjugarse. Por otro, la fibra soluble alimenta a nuestras bacterias intestinales beneficiosas y favorece con ello un microbioma con una producción equilibrada de β-glucuronidasa.

Alimentos ricos en fitoestrógenos

Los fitoestrógenos son «estrógenos vegetales», es decir, sustancias de origen vegetal con una estructura muy similar a los estrógenos que se unen a sus receptores, pero producen un efecto mucho más ligero. Son moduladores estrogénicos que se asocian a una reducción del riesgo de ciertos tipos de cáncer como el de mama, próstata y colon. Entre ellos destacan:

- Isoflavonas de la soja (genisteína, daidzeína)
- Lignanos de las semillas de lino
- Cumestanos que se encuentran en la alfalfa, las legumbres, los frutos secos, algunos cereales integrales y las verduras y hortalizas

Los lignanos se unen a los estrógenos en el intestino, facilitando su excreción. Además, en el colon los lignanos son convertidos por la microbiota en enterolactona, un compuesto con una acción estrogénica débil que puede unirse a los receptores estrogénicos y bloquear parcialmente la adhesión de los estrógenos potentes, actuando así como un modulador estrogénico.

Recomendación: consumir 1-2 cucharadas de postre diarias de linaza (10 gramos) puede aumentar la proporción de 2-OH estrógenos y reducir los marcadores de proliferación mamaria.

Las isoflavonas presentes en las legumbres y, en especial, en la soja se encuentran mayoritariamente en su forma inactiva: genistina y daidzina. Gracias a la acción de las enzimas β-glucosidasas, se transforman en sus formas activas: genisteína y daidzeína. *Streptococcus termophilus S10* es la especie bacteriana más eficiente y la que muestra una mayor actividad β-glucosidasa. Además, durante el proceso de fermentación de la soja (miso, *natto*, tempeh), las bacterias fabrican β-glucosidasas.

La genisteína se absorbe intacta, pero la daidzeína se metaboliza en equol en el colon que es posteriormente reabsorbido. El equol mejora la ratio 2-OH/16α-OH, inhibe la proliferación y promueve la apoptosis de las células tumorales de mama MCF-7. Las especies bacterianas productoras de equol son: *Adlercreutzia equolifaciens FJC-B9T*, *Eggerthella* spp. *YY7980* y *YY7918*, *Enterococcus faecium*, *Slackia equolifaciens*, *Slackia isoflavoniconvertens HE8*, *Lactococcus garvieae*, *Bifidobacterium* spp. y *Bacteroides ovatus*.

El índice de productores de equol es mayor en la población asiática, porque son consumidores habituales de soja y sus derivados, y también mayor en la población vegetariana que en la población general (60 por ciento frente al 25 por ciento).

Recomendación: tomar dos raciones de alimentos ricos en isoflavonas al día repartidos en dos tomas (la vida media de los metabolitos es de 8 horas) puede mejorar el metabolismo estrogénico.

Té verde

El té verde es rico en catequinas como la epigalocatequina galato (EGCG), con múltiples efectos beneficiosos. Las mujeres que consumen té verde de manera regular tienen menos riesgo de cáncer de mama, posiblemente porque las catequinas actúan como inhibidores de la aromatasa y promueven la apoptosis de las células tumorales dependientes de estrógenos. Además, es un gran antioxidante que protege el ADN de posibles daños por un exceso de estrógenos oxidativos.

Recomendación: beber dos tazas de té verde podría ayudar a neutralizar los metabolitos estrogénicos tóxicos. ¡Vigila si tienes gastritis!

Alimentos fermentados

El yogur, el kéfir, el chucrut, el kimchi, el miso o la kombucha aportan bacterias beneficiosas (lactobacilos y bifidobacterias) que favorecen un microbioma diverso y una producción equilibrada de β-glucuronidasa intestinal. Además, pueden reducir la recirculación de estrógenos al mejorar el tránsito intestinal.

Recomendación: añadir un yogur o kéfir a tu desayuno, una cucharada de chucrut o kimchi a tu ensalada, una sopa miso en la cena y un chupito de kombucha en algún momento del día mejorará tu microbiota y, por ende, tu metabolismo estrogénico.

Pescado azul y DHA

Los pescados grasos como el salmón salvaje, la sardina, los boquerones, el arenque o la caballa aportan ácidos grasos omega 3 (EPA y DHA) que, además de sus conocidos efectos antiinflamatorios y protectores de la salud cardiovascular, ocular y cognitiva, también parecen influir en el metabolismo hormonal. El consumo de pescado graso eleva ligeramente la ratio 2-OH / 16α-OH de los metabolitos estrogénicos, ya que el omega 3 puede modular la expresión de determinadas enzimas hepáticas.

Si buscamos un aporte de omega 3 de origen vegetal, las semillas de lino son una fuente excepcional.

Recomendación: consumir dos cucharadas soperas de semillas de lino trituradas o una cucharada sopera de aceite de lino y tres raciones de pescado azul a la semana mejorará tu metabolismo estrogénico. Evita los pescados grasos grandes como el atún, el pez espada o el cazón, pues están muy contaminados por metales pesados.

6.6. Suplementación con evidencia científica

Además de los cambios de dieta y de estilo de vida, en algunos casos puede estar indicado añadir algunos suplementos específicos para apoyar el metabolismo estrogénico, siempre y cuando contemos con evidencia científica que los respalde. A continuación, describo algunos que pueden ser de utilidad:

- I3C (Indol-3-carbinol) y DIM (diindolilmetano)
- Sulforafano
- Calcio D-Glucarato
- Complejo de vitaminas B (B6, B9, B12) metiladas
- NAC y glutatión
- Resveratrol
- Melatonina

I3C (Indol-3-carbinol) y DIM (diindolilmetano)

El I3C, además de generar DIM, que es su metabolito principal, también puede generar otros compuestos en el ambiente ácido del estómago, como son el NI3 y el ICZ, que parecen influir en vías inmunológicas específicas. Este último es un potente activador del receptor de aril hidrocarburos (AhR), una proteína que desempeña un papel crucial en la desintoxicación y el metabolismo de xenobióticos.

Como el I3C es intrínsecamente inestable y se degrada con rapidez en el ambiente ácido del estómago, está más consolidado como suplemento el DIM, que es un compuesto mucho más estable, cuya absorción no depende de la acidez del estómago. Es mejor tomar cualquiera de los dos suplementos con comida, ya que ésta estimula la secreción gástrica ácida, facilita la conversión del I3C en DIM y reduce la posible irritación gástrica que tienen algunas mujeres. El DIM es lipofílico, por lo que se disuelve mejor si la comida lleva algo de grasa (aceite de oliva, aguacate, frutos secos).

El DIM apoya la fase 1 hepática al favorecer la vía 2-hidroxilación de los estrógenos. Algunos estudios señalan que suplementar con DIM aumenta la ratio 2-OH/16α-OH.

Aquí tienes un resumen de las diferencias clave:

Tabla 6.1. Diferencias entre el Indol-3-carbinol y el DIM

CARACTERÍSTICA	INDOL-3-CARBINOL	DIM
Naturaleza	Precursor, se encuentra en las crucíferas	Metabolito principal y activo del I3C
Estabilidad	Inestable en el ambiente ácido del estómago	Mayor estabilidad y biodisponibilidad

.../...

.../...

CARACTERÍSTICA	INDOL-3-CARBINOL	DIM
Biodisponibilidad	Baja, se convierte rápidamente en DIM y otros metabolitos	Alta, llega a tejidos en su forma activa
Potencia	Indirecta, a través de sus metabolitos	Directa y más potente

Fuente: Elaboración propia.

Sulforafano

Este extracto de brócoli es un potente inductor de enzimas de sulfatación de fase 2, favoreciendo la sulfatación de los estrógenos. También aumenta los niveles de glutatión y se cree que eleva el estrógeno E3 (estriol) relativo a E2. Además, tiene un efecto antioxidante y antiinflamatorio general.

Calcio D-Glucarato

Su efecto principal es inhibir la enzima β-glucuronidasa intestinal, lo que evita que se desconjuguen los estrógenos y se reabsorban de nuevo a la circulación enterohepática. Algunos estudios en animales han mostrado una reducción de la incidencia de tumores mamarios.

Complejo de vitaminas B (B6, B9, B12) metiladas

En mujeres con una metilación lenta, este complejo vitamínico puede ayudar a la enzima COMT a metilar los catecolestrógenos de forma más eficiente.

NAC y glutatión

La N-acetilcisteína o NAC es un precursor del glutatión que ayuda a que las enzimas glutatión transferasas funcionen con eficiencia. Esta ayuda es importante porque el glutatión es fundamental para la conjugación de muchos metabolitos reactivos y protege a las células de los daños causados por el estrés oxidativo. Se puede consumir NAC o glutatión, pero el glutatión reducido liposomado es más caro y tiene un sabor desagradable, sulfuroso, similar al de los huevos podridos.

Resveratrol

Es un polifenol de estructura similar a los estrógenos que se ha clasificado como fitoestrógeno porque interactúa con los receptores estrogénicos y modula sus actividades genómicas y no genómicas. Es un modulador bifuncional, lo que significa que tiene función agonista y antagonista mixto por la expresión específica de tejido ERα y ERβ.[8] Este efecto bifásico hace que su uso en la clínica sea complejo.

El resveratrol también inhibe varias enzimas en la esteroidogénesis y compite en el metabolismo de los estrógenos. Está contraindicado en mujeres que están tomando inhibidores de la aromatasa.

Melatonina

Además de regular el sueño, tiene propiedades antiestrogénicas en células de carcinoma mamario, inhibiendo la proli-

8. Henry, L. A., y Wit, D. M., «Resveratrol: phytoestrogen effects on reproductive physiology and behavior in female rats», *Hormones and Behavior*, 41, 2 (2002), pp. 220-228.

feración estimulada por estradiol. La melatonina actúa como un modulador selectivo de los receptores ERα al inhibir específicamente acciones estrogénicas mediadas por la isoforma ERα. No se deben dar dosis altas a mujeres que están tomando inhibidores de la aromatasa.

Es importante señalar que la suplementación no sustituye los cambios de dieta y de estilo de vida, sino que los complementa. Si estás en tratamiento con inhibidores de la aromatasa o con tamoxifeno, consulta con tu médico antes de tomar alguno de estos suplementos.

Para entenderlo de una manera más simple, la salud hormonal de la mujer a lo largo de toda su vida está condicionada por los estrógenos. El metabolismo de los estrógenos incluye su síntesis por la aromatasa, su metabolización hepática en fase 1 y fase 2 de detoxificación y su excreción por las heces o por la orina. Hay que tener en cuenta que este metabolismo está condicionado por algunos polimorfismos genéticos y por el estado de nuestra microbiota intestinal, que modula la excreción y reabsorción de los estrógenos conjugados en el hígado.

Las alteraciones de este equilibrio metabólico, junto a una mayor exposición a xenoestrógenos, pueden derivar en una dominancia estrogénica. Las consecuencias de esta alteración pueden variar desde molestias cotidianas como un síndrome premenstrual hasta un mayor riesgo de enfermedades graves estrogenodependientes.

7

MASLD: cuando la grasa llega al hígado

7.1. Qué es MASLD y por qué debería importarte

En capítulos anteriores, hemos mencionado en varias ocasiones el hígado graso no alcohólico, un escenario en el que la grasa se acumula en exceso en este órgano, sin que sea debido al consumo excesivo de alcohol, virus o tóxicos, y puede llegar a causar daño. Como ya dije, ésta es la principal causa de enfermedad hepática crónica a nivel mundial, y por eso quiero dedicarle un capítulo, comenzando por entender cuál es la forma correcta de nombrar esta enfermedad.

Hasta 2023, el término usado para describirla era *enfermedad por hígado graso no alcohólico* (o, por sus siglas, HGNA en español o NAFLD en inglés). Ese año, un consenso internacional de sociedades científicas propuso reemplazar NAFLD por MASLD (*metabolic dysfunction-associated steatotic liver disease*) y reorganizar toda la familia de patologías que implican grasa en el hígado bajo el término SLD (*steatotic liver disease*). Desde entonces, la forma más actualizada del término ha quedado en MASLD, aunque muchos profesionales de medicina primaria y, por supuesto, ciudadanos de a pie, siguen estando más familiarizados con la expresión *hígado graso no alcohólico* o *HGNA*.[9]

El diagnóstico de MASLD requiere de dos cosas:

- Esteatosis hepática: grasa acumulada en el hígado.
- Al menos un factor de riesgo cardiometabólico: obesidad, diabetes tipo 2, dislipemia, hipertensión, síndrome metabólico.

Cuando, además de grasa, hay inflamación y daño de los hepatocitos, las células principales del hígado, hablamos de MASH (antes NASH o esteatohepatitis no alcohólica). Cuando sí existe consumo de alcohol y coexiste un componente metabólico, hablamos de MetALD. Para ello, el consumo de alcohol debe estar por encima de ciertos umbrales (de 20 a 50 g/día en mujeres y de 30 a 60 g/día en hombres, o bien de 140 a 350 g/semana en mujeres y de 210 a 420 g/semana en hombres).

MASLD es la causa más frecuente de enfermedad hepática crónica en todo el mundo occidental, con una prevalencia cercana al 25-30 por ciento. Son datos impactantes: un tercio de los adultos sufre MASLD, impulsada por el incremento de la obesidad y la diabetes tipo 2. En Norteamérica y Australia, alrededor del 38 por ciento de adultos tendría MASLD y alrededor del 5 por ciento, MASH. Además, es la causa número uno de trasplante hepático.

9. European Association for the Study of the Liver (EASL); European Association for the Study of Diabetes (EASD); y European Association for the Study of Obesity (EASO), «EASL-EASD-EASO Clinical Practice Guidelines on the management of metabolic dysfunction-associated steatotic liver disease (MASLD)», *Journal of Hepatology*, 81, 3 (2024), pp. 492-542.

7.2. Cómo funciona el MASLD

La fisiopatología del MASLD es multifactorial e involucra una compleja interacción de factores genéticos, metabólicos, microbiológicos y ambientales. En ella, la resistencia a la insulina, la alteración del metabolismo de los lípidos, el estrés oxidativo, la lipotoxicidad, la disbiosis intestinal y una inflamación crónica de bajo grado convergen para inducir un daño hepático progresivo. Este deterioro comienza con una esteatosis o acumulación de triglicéridos en los hepatocitos, progresa hacia fibrosis (acumulación de tejido fibroso) y puede llegar a cirrosis, insuficiencia hepática e incluso hepatocarcinoma (cáncer de hígado).

La progresión de la fibrosis es el principal determinante para conocer el pronóstico en las personas con esta enfermedad. A mayor fibrosis, mayor riesgo de cirrosis, descompensación y posibilidad de desarrollar un hepatocarcinoma.

Resistencia a la insulina y acumulación de grasa

La mayoría de los pacientes con MASLD presentan resistencia a la insulina (RI) a nivel hepático, muscular y en el tejido adiposo. A nivel hepático, la resistencia a la insulina favorece la acumulación de grasa, porque conlleva un aumento de la lipogénesis de novo (síntesis de ácidos grasos) y una menor supresión de la producción hepática de glucosa. Además, también incrementa la hiperglicemia (glucosa elevada en sangre).

En el tejido adiposo, la resistencia a la insulina y la disfunción metabólica promueven una lipólisis excesiva, liberando ácidos grasos libres (AGL) hacia la circulación. El hígado capta los ácidos grasos libres y, cuando se supera la capacidad oxidativa mitocondrial de los hepatocitos, las células del hígado los acumulan en forma de triglicéridos. Este exceso también genera metabolitos lipídicos tóxicos que interfieren con la señalización de la insulina, activan vías proinflamatorias y causan lipotoxicidad. Estos lípidos activan proteínas quinasa que empeoran la resistencia a la insulina en los hepatocitos y pueden activar las células estrelladas hepáticas, desencadenando una fibrosis.

Células estrelladas: son las principales responsables de la producción excesiva de matriz extracelular que caracteriza a la fibrosis. Su activación, está mediada por citoquinas específicas y especies reactivas de oxígeno (ROS) liberadas por los hepatocitos dañados, las células de Kupffer (macrófagos hepáticos) y las células estrelladas activadas, que amplifican el proceso fibrogénico.

En conjunto, la resistencia a la insulina y la disfunción del tejido adiposo generan un ambiente metabólico propicio para el desarrollo de esteatosis hepática. La obesidad visceral contribuye a ambos escenarios mediante un desequilibrio de adipoquinas, las proteínas del tejido adiposo, que agrava la esteatosis y la inflamación hepática.

Estrés oxidativo y disfunción mitocondrial

El exceso de ácidos grasos libres en el hígado satura la capacidad de β-oxidación mitocondrial, lo que aumenta la generación de especies reactivas de oxígeno (ROS). La sobreproducción de ROS lleva a la peroxidación lipídica de las membranas celulares y al daño oxidativo de las proteínas y el ADN en los hepatocitos.

Peroxidación lipídica: degradación oxidativa en cadena donde los radicales libres atacan los lípidos (grasas) en las membranas celulares, dañándolas y afectando a su función.

Este estrés oxidativo activa vías inflamatorias y la muerte celular de los hepatocitos. Se ha observado también que la autofagia se torna insuficiente lo que favorece la sobrecarga de triglicéridos en las células del hígado. Paradójicamente, en las células estrelladas, la autofagia puede contribuir a la activación fibrogénica.

Inflamación crónica y cascadas fibrogénicas

La lipotoxicidad y el estrés oxidativo desencadenan la activación del sistema inmune innato y de las vías inflamatorias en el hígado. Los hepatocitos dañados liberan señales de peligro (DAMP) que activan a las células de Kupffer (macrófagos residentes en el hígado). Estos macrófagos son como grandes devoradores que patrullan los tejidos e ingieren patógenos, y para ello secretan citocinas proinflamatorias (TNF-α, IL-6, IL-1β) y reclutan neutrófilos y linfocitos.

Los metabolitos lipídicos y algunos productos derivados de la microbiota como los lipopolisacáridos (LPS) pueden activar receptores de tipo Toll (TLR4) en las células inmunes y en el propio hepatocito, amplificando la respuesta inflamatoria. Cuando la respuesta inflamatoria es larga y potente, la inflamación crónica resultante provoca una lesión hepatocelular continua y activa las células estrelladas hepáticas, cuya acción acabará derivando en fibrosis hepática.

Por todo esto, el MASLD se asocia a un estado de inflamación crónica de bajo grado, inicialmente silente, que en algunos pacientes puede evolucionar hacia una fibrosis hepática progresiva con daño hepatocelular, cirrosis y muerte del hepatocito.

Más allá del hígado

Es importante señalar que todas las formas de hígado graso de origen metabólico conllevan riesgos que van más allá del hígado. Al presentar una asociación tan estrecha con el síndrome metabólico, la principal causa de morbimortalidad en estos pacientes suele ser cardiovascular (infartos, derrames cerebrales) más que por enfermedad hepática en sí.

Figura 7.1. Etapas de daño hepático

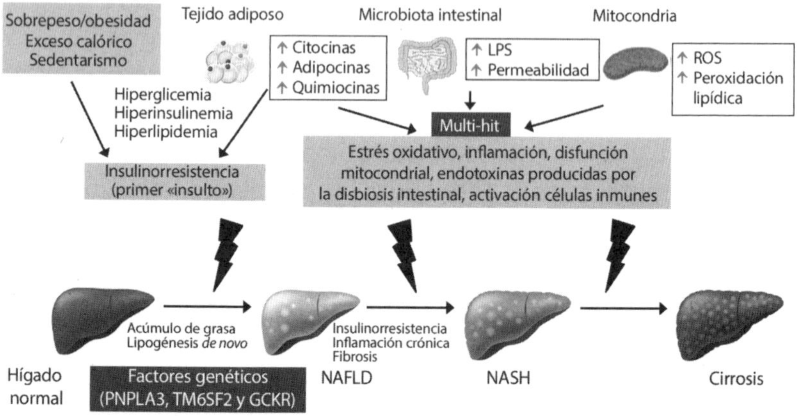

Fuente: Adaptado a partir de Xu, L., *et al.*, «Impact of glucoraphanin-mediated activation of Nrf2 on non-alcoholic fatty liver disease with a focus on mitochondrial dysfunction», *International Journal of Molecular Sciences*, 20, 23 (2019), p. 5920.

Incluso en pacientes con esteatosis leve sin inflamación, la presencia de hígado graso indica un terreno fértil para aterosclerosis, enfermedad coronaria y daño renal, derivados de la resistencia a la insulina y la inflamación sistémica de bajo grado. Por eso, el pronóstico global de cada paciente depende tanto de la evolución hepática como del control de sus factores de riesgo metabólico.

7.3. El papel de la microbiota en MASLD

Si bien no existe un patrón único definitivo de disbiosis en pacientes con MASLD, sí se ha descrito una menor abundancia de bacterias beneficiosas como *Akkermansia muciniphila* y *Faecalibacterium prausnitzi*, promotoras de butirato y de la integridad de la mucosa intestinal. También se ha observado un sobrecrecimiento de especies proinflamatorias gramnegativas, que portan LPS en su membrana.

La disbiosis intestinal puede afectar a las uniones estrechas entre los enterocitos, lo que provoca que la barrera intestinal sea más permeable. Como consecuencia, los lipopolisacáridos (LPS) atraviesan la mucosa intestinal y alcanzan la circulación portal, llegando al hígado y estimulando el sistema inmune innato. Se genera entonces una cascada inflamatoria al activarse los receptores tipo Toll (TLR4).

Además, un sobrecrecimiento de bacterias proinflamatorias genera metabolitos como amoníaco, sulfuro de hidrógeno, fenoles, índoles y aminas biógenas que, en exceso, son tóxicos. Estos metabolitos alcalinizan el medio intestinal y, como vimos en el segundo capítulo, cuando el pH colónico aumenta por encima de 6, se activa el circuito hepático de neutralización. Al metabolizar los compuestos alcalinos, el hígado genera productos intermedios ácidos, consume bicarbonato (la reserva alcalina del cuerpo) y libera protones; y el medio interno se acidifica. Además, el amoníaco, que es altamente citotóxico para las células epiteliales del intestino, produce inflamación de la mucosa y un aumento de la permeabilidad.

Endotoxemia, inflamación hepática y progresión de MASLD a MASH

El término *endotoxemia* hace referencia a la presencia de endotoxinas bacterianas en la sangre, un tipo de toxinas que permanecen dentro de bacterias y se liberan cuando la bacteria muere o se desintegra. La endotoxina más comúnmente implicada es el lipolisacárido (LPS), un componente de la membrana externa de bacterias gramnegativas. Cuando hay un sobrecrecimiento de proteobacterias y un aumento de permeabilidad intestinal, los LPS y otros productos microbianos atraviesan la barrera intestinal y llegan al hígado a través de la circulación enterohepática.

En el hígado, estas moléculas activan el sistema inmune innato. Cuando la inflamación consecuente se mantiene en el tiempo, daña los hepatocitos y las células endoteliales y recluta células inflamatorias adicionales al hígado, aumentando la inflamación. Otros metabolitos de origen bacteriano alcanzan el hígado y también promueven la inflamación y la fibrosis hepática.

Aunque el organismo mantiene un pH sistémico sanguíneo dentro de un rango muy estrecho gracias a los sistemas tampón y la función renal y respiratoria, la reserva alcalina circulante se puede llegar a agotar. Cuando esto pasa, se produce una acidosis metabólica subclínica que, junto con la inflamación de bajo grado, la resistencia a la insulina y el estrés oxidativo, favorece el desarrollo de esteatosis hepática. Con el tiempo, la presencia continua de estímulos inflamatorios activa las células estrelladas y entonces tiene lugar el inicio de la fibrogénesis, esto es, el depósito de tejido fibroso. Cuando coexiste una esteatosis, una inflamación lobulillar y fibrosis hablamos de esteatohepatitis asociada a disfunción metabólica: hemos pasado del MASLD a un escenario más grave, el MASH.

Por otra parte, una alteración de la ratio *Firmicutes/Bacteroideta*, habitual en estos pacientes, hace que el cuerpo absorba un exceso de calorías que pueden almacenarse en forma de triglicéridos en el hígado.

Con todo esto, vemos que el eje hígado-microbiota-intestino cumple un papel importante en la fisiopatología de MASLD y MASH. La disbiosis intestinal y el aumento de permeabilidad permiten la llegada de productos bacterianos al hígado, potenciando la inflamación crónica de bajo grado y la progresión a esteatosis hepática no alcohólica. Este conocimiento abre la puerta a considerar dentro de la estrategia terapéutica de MASLD el estudio de la microbiota y la aplicación de tratamientos dirigidos a mejorar el perfil microbiológico e intestinal de los pacientes.

7.4. ¿Cómo sé si tengo MASLD?

El diagnóstico de una enfermedad como es MASLD no suele ser rápido ni evidente. La mayoría de las personas son asintomáticas en las fases iniciales y, aunque algunas pueden referir fatiga o malestar en el hipocondrio derecho (área del abdomen que alberga principalmente el hígado, la vesícula biliar y parte del intestino), no hay signos específicos hasta etapas avanzadas. Se puede sospechar MASLD en personas con factores de riesgo metabólico, como hipertrigliceridemia, colesterol HDL bajo o hiperglicemia, que presentan alteraciones hepáticas leves como una elevación moderada de las transaminasas (ALT y AST).

Debido a esta dificultad diagnóstica, es crucial mantener un índice alto de sospecha en personas con obesidad, síndrome metabólico o diabetes tipo 2. No podemos descartarlo aunque las pruebas hepáticas salgan normales, dado que hasta el 80 por ciento de las personas tienen las enzimas hepáticas en rango.

El diagnóstico se establece con evidencia de grasa en el hígado, por imagen o histología, y por lo menos un factor de riesgo cardiometabólico. Se pueden realizar las siguientes pruebas médicas:

- **Ecografía abdominal:** la más accesible y la primera opción en clínica. Permite evidenciar la esteatosis hepática (acúmulo de grasa) y clasificarla en leve, moderada e intensa. Tiene la ventaja de ser inocua y fácilmente disponible. Detecta esteatosis grado 2 y 3 con alta especificidad, pero su sensibilidad disminuye en casos leves o en pacientes con una obesidad muy marcada. Además, no cuantifica con precisión el porcentaje de grasa ni distingue entre esteatosis y fibrosis.
- **Elastografía hepática:** la American Association for the Study of Liver Disease (AASLD) recomienda hacer una elastografía hepática para determinar el grado de fibrosis hepática, dada su alta reproducibilidad y bajo riesgo en comparación con una biopsia hepática. Su principio se basa en la generación y propagación de ondas de corte a través del hígado, cuya velocidad se correlaciona directamente con la rigidez del tejido: a mayor velocidad, mayor rigidez, lo que sugiere mayor grado de fibrosis. Sin embargo, factores como congestión pasiva (acumulación de sangre por una dificultad de drenaje venoso), inflamación aguda, esteatosis y obesidad graves pueden afectar a la

precisión de los resultados. Existen dos modalidades principales:

  - Elastografía por ultrasonido
  - Elastografía por resonancia magnética

- **Biopsia de hígado:** se reserva para casos con sospecha de una enfermedad hepática grasa avanzada y para descartar un cáncer hepático.

Se han desarrollado, además, varias escalas no invasivas para estimar el grado de fibrosis a partir de datos simples. Las dos más empleadas en atención primaria son:

- **NAFLD Fibrosis Score (NFS):** índice calculado en base a edad, índice de masa corporal, glicemia en ayunas, recuento plaquetario, albúmina y relación AST/ALT. Una puntuación baja tiene un alto valor predictivo negativo para fibrosis avanzada, mientras que una puntuación elevada (> 0,675) sugiere una fibrosis significativa.
- **FIB-4:** índice que combina la edad, los niveles de AST, ALT y plaquetas de una fórmula sencilla. Un valor < 1,3 sugiere una baja probabilidad de fibrosis avanzada, mientras que un valor > 2,67 indica una alta probabilidad de fibrosis significativa. Los valores intermedios requieren una evaluación adicional.

Si el FIB-4 es indeterminado o elevado, se recomienda hacer una elastografía hepática con la medición del parámetro de atenuación controlada (CAP) para cuantificar el grado de rigidez y de grasa hepática.

Analítica integral para un paciente con hígado graso

Si cualquiera de las pruebas anteriores sugiere que exista MASLD, el paciente debería comenzar un seguimiento médico. Dentro de él, se pueden medir toda una serie de valores, básicos y específicos, para poder controlar la salud y el avance de la enfermedad.

Pruebas convencionales básicas

Estas pruebas proporcionan un panorama general de la salud del paciente:

- **Perfil hepático:** incluye transaminasas (ALT/GPT y AST/GOT), gamma-glutamil transferasa (GGT), fosfatasa alcalina, bilirrubina y albúmina. La elevación de las transaminas es común en el hígado graso y refleja inflamación y estrés oxidativo.
- **Perfil glucémico:** glucosa en ayunas, hemoglobina glucosilada (HbA1c), insulina e índice HOMA-IR. Permite valorar si hay resistencia a la insulina, así como un estado de prediabetes o diabetes tipo 2.
- **Perfil lipídico y de riesgo cardiovascular:** colesterol total, HDL, LDL, LDLox, triglicéridos, ApoA1, ApoB, Lpa y el índice aterogénico.
- **Función renal y electrolitos:** filtrado glomerular, creatinina, iones (Na, K, Cl) y perfil ácido-base. Permite valorar el posible daño renal.
- **Ácido úrico sérico:** la hiperuricemia se asocia al síndrome metabólico y puede contribuir a sufrir gota y riesgo cardiovascular.

- **Hemograma completo:** permite valorar una leucocitosis crónica de bajo grado asociada a inflamación y una posible anemia, que podría sugerir un déficit de B12 o folato. Las plaquetas, junto con las transaminasas, son índices no invasivos de fibrosis hepática.
- **Perfil férrico:** ferritina sérica, hierro, capacidad total de fijación de hierro y saturación de transferrina. La ferritina es una proteína que se usa como marcador de inflamación en MASLD por inflamación hepática o síndrome metabólico.

Marcadores funcionales de inflamación y estrés oxidativo

Estos análisis profundizan en los procesos fisiopatológicos subyacentes sobre los que has leído antes, como la inflamación crónica de bajo grado, la resistencia a la insulina y el daño oxidativo. Éstos son los valores que miden:

- **Proteína C reactiva ultrasensible (PCR-us):** permite valorar el riesgo cardiovascular y la inflamación sistémica de bajo grado.
- **Velocidad de sedimentación globular (VSG):** es un marcador inespecífico de inflamación.
- **Homocisteína:** depende de las vitaminas B6, B9 y B12. Una homocisteína elevada es un factor de riesgo cardiovascular.
- **Interleucina-6 (IL-6) y TNF-α (factor de necrosis tumoral alfa):** son interleucinas proinflamatorias liberadas por el tejido adiposo visceral que se encuentran elevadas en la obesidad y la resistencia a la insulina.
- **Marcadores de estrés oxidativo (malondialdehído o MDA), lipeoperóxidos plasmáticos (TBARS o es-**

pecies reactivas del ácido tiobarbitúrico) y LDLox (LDL oxidado): la obesidad y la resistencia a la insulina conllevan sobreproducción de radicales libres.
- **Adiponectina:** es una adipocina antiinflamatoria producida por el tejido adiposo subcutáneo. Tiene efecto antiaterogénico e insulinosensibilizador. Sus niveles disminuyen con la obesidad y aumentan con la pérdida de peso.
- **Leptina:** hormona de saciedad producida por el tejido adiposo. En obesidad, se eleva proporcionalmente a la masa grasa, pero el cerebro desarrolla resistencia.

Panel nutricional: vitaminas, minerales y oligoelementos

Medir estos elementos ayuda a conocer el estado específico de cada paciente.

- **Vitamina D (1,25 OH):** el déficit de vitamina D es común en la obesidad y se asocia con un peor control glucémico y mayor resistencia a la insulina.
- **Vitamina B12 y folato:** son fundamentales para el metabolismo energético y la salud neurológica. El uso de metformina puede disminuir la B12. Además, niveles bajos de folato y B12 elevan la homocisteína, un marcador de riesgo cardiovascular.
- **Vitamina B6 y B1:** el déficit de B6 puede contribuir a la inflamación y homocisteína elevada. La tiamina o B1 puede estar baja en obesidad y su deficiencia afecta el metabolismo de los carbohidratos.
- **Vitamina C y E (antioxidantes):** permiten valorar la capacidad antioxidante global.
- **Magnesio:** es un mineral clave para la acción de la in-

sulina y el metabolismo glucídico. La deficiencia de magnesio empeora la resistencia a la insulina y la hipertensión arterial.

- **Zinc:** es un oligoelemento antioxidante y cofactor de múltiples enzimas, como las que están involucradas en la secreción de la insulina. El déficit de zinc se asocia con mayor resistencia a la insulina.
- **Selenio:** cofactor de la enzima glutatión peroxidasa, un antioxidante principal.
- **Índice de omega 3:** permite evaluar el balance omega 3/omega 6, relevante en la inflamación y el riesgo cardiovascular.

Hormonas relevantes

- **Insulina:** la hormona central en el síndrome metabólico. La hiperinsulinemia refleja resistencia periférica a la insulina.
- **TSH y hormonas tiroideas (T4 y T3 libres):** el hipotiroidismo subclínico puede contribuir a la dislipemia, al sobrepeso y a la elevación de enzimas hepáticas.
- **Hormona tiroidea inversa (rT3):** en un contexto de inflamación crónica de bajo grado, puede elevarse la rT3 (inactiva), indicando que hay una conversión periférica subóptima de T4 a T3. En pacientes con estrés crónico o inflamación, podría explicar síntomas hipotiroideos con T3 libre normal-baja.
- **Perfil cortisol:** un cortisol crónicamente elevado favorece la acumulación de grasa abdominal, hiperglicemia e hipertensión.

Marcadores de salud intestinal

- **Zonulina fecal:** es una proteína reguladora de las uniones intercelulares en el epitelio intestinal. Sus niveles elevados se relacionan con un incremento de permeabilidad intestinal, un signo de MASLD.
- **Calprotectina fecal:** es una proteína inflamatoria liberada por neutrófilos en la mucosa intestinal. Se utiliza como marcador de inflamación intestinal.
- **AGCC en heces:** reflejan la función fermentativa de la microbiota. El butirato es la principal fuente de energía del colonocito y tiene efectos antiinflamatorios sistémicos; sus niveles bajos se han relacionado con obesidad y síndrome metabólico.
- **Microbioma intestinal:** permite valorar el ratio *Firmicutes/Bacteroidota*, los niveles de *Akkermansia*, si hay un posible sobrecrecimiento de patógenos...
- **Marcadores de malabsorción o maldigestión en heces:** elastasa pancreática, residuos digestivos, ácidos biliares...

7.5. Abordaje terapéutico integrativo de MASLD

Esta enfermedad no es una enfermedad sencilla que suceda en una zona específica del cuerpo como respuesta a un solo factor, o que se desarrolle en todas las personas de la misma forma. Por eso, su tratamiento tampoco puede ser genérico ni aislado, sino que es necesario aplicar un enfoque individualizado, combinando cambios de estilo de vida e intervenciones médicas cuando estén indicadas.

En este libro nos vamos a enfocar en las medidas higiénico-dietéticas como pilar fundamental para mejorar e incluso revertir la esteatosis si está en estadios iniciales. Las tres guías de actuación que incluyen cambios en el estilo de vida son:

- Pérdida de peso
- Intervenciones dietéticas
- Ejercicio físico

Pérdida de peso

La reducción de peso mediante dieta y ejercicio físico es la estrategia más eficaz para revertir la esteatosis y la inflamación hepática. La evidencia científica al respecto es abrumadora.

- Cualquier pérdida mayor del 5 por ciento del peso ya mejora parámetros metabólicos e indicadores bioquímicos como las transaminasas, la sensibilidad a la insulina, los triglicéridos y el colesterol.
- Perder más de un 7 por ciento de peso se asocia a una mejoría histológica significativa con disminución de la infiltración grasa y la inflamación hepática.
- Perder más de un 10 por ciento de peso puede incluso revertir la fibrosis en casi la mitad de los pacientes.

La mejoría es, por tanto, proporcional al grado de pérdida de peso. Por ende, el primer objetivo terapéutico en MASLD es lograr una pérdida ponderal a través de correcciones dietéticas individualizadas y de la práctica de actividad física regular.

Intervenciones dietéticas

No existe una única dieta para abordar MASLD, pero sí se desaconseja el consumo de azúcares, harinas refinadas, productos ultraprocesados, grasas trans, refrescos y alcohol.

Los dos «venenos» que encontramos asociados al desarrollo de la esteatosis hepática son el azúcar refinado y, en especial, el jarabe de maíz alto en fructosa, un edulcorante de uso habitual en la industria alimentaria y bebidas como los refrescos. Como la fructosa se metaboliza en el hígado, su consumo excesivo, sobre todo si es en forma de jarabe de maíz, puede llevar a la acumulación de grasa en el hígado. Además, se debe evitar el consumo de alcohol porque puede agravar el daño hepático.

Una de las estrategias positivas con mayor evidencia es la **dieta mediterránea** rica en alimentos vegetales integrales, frutas, verduras, legumbres, frutos secos, pescado y aceite de oliva, con bajo consumo de carnes rojas y de azúcares simples. Además, la dieta mediterránea mejora el perfil cardiovascular y metabólico. Aumentar la ingesta de fibra, polifenoles y almidón resistente ayuda a mejorar la microbiota intestinal y a regular las glicemias, lo que a su vez disminuye la resistencia a la insulina.

La dieta cetogénica puede estar indicada en algunos pacientes para reducir rápidamente la esteatosis, pero debe estar siempre monitoreada y acotarse en el tiempo.

Ejercicio físico

La actividad física regular complementa la dieta al mejorar la sensibilidad a la insulina y favorecer la «quema de grasas», que no es otra cosa que la oxidación de los ácidos grasos. Tanto el ejercicio aeróbico como el ejercicio de resistencia han demostrado ser eficaces para disminuir la esteatosis hepática.

La evidencia sugiere que siguiendo programas de ejercicio de 40-45 minutos, 3 veces por semana durante al menos 12 semanas, se puede reducir de forma significativa la grasa hepática, incluso sin una pérdida de peso importante.

Uso de análogos/incretinas tipo GLP-1 en MASLD

La evidencia reciente apoya el uso de estos medicamentos en MASLD y MASH porque mejoran de forma significativa parámetros clave como la grasa hepática, la actividad inflamatoria y la esteatohepatitis y, en algunos ensayos, también la fibrosis. El efecto parece mediado en gran parte por la pérdida de peso y mejora de la insulinorresistencia, aunque puede haber componentes directos hepáticos.

Un consenso global (Gastroenterology, 2025) resume que los GLP-1RA están recomendados cuando hay diabetes tipo 2 u obesidad en personas con MASLD por el beneficio cardiometabólico y hepático. De todos modos, el uso de estos fármacos no debería sustituir una dieta hepatosaludable ni la práctica del ejercicio físico de manera regular.[10]

7.6. Suplementación con evidencia científica

Como acabas de ver, la piedra angular para los tratamientos de MASLD es un cambio sostenido en el estilo de vida a tra-

10. Xu, L., *et al.*, «Impact of glucoraphanin-mediated activation of Nrf2 on non-alcoholic fatty liver disease with a focus on mitochondrial dysfunction», *International Journal of Molecular Sciences*, 20, 23 (2019), p. 5920.

vés de la dieta y el ejercicio. No existe una píldora mágica para derrotarla, pero es cierto que algunas sustancias de origen vegetal con propiedades hepatoprotectoras o metabólicas pueden resultar útiles. A continuación, hablaremos de:

- Silimarina
- Curcumina
- Micoterapia
- Café
- Omega 3
- Probióticos

Silimarina

Este extracto de la planta *Sylybum marianum*, conocida como *cardo mariano*, posee una potente actividad antioxidante y antiinflamatoria hepática. Reduce el estrés oxidativo, estimula la regeneración hepatocelular y posee acciones antifibróticas porque aumenta la adiponectina e inhibe la activación de células estrelladas. Por si fuera poco, también mejora las enzimas hepáticas (transaminasas) y el perfil lipídico. Su perfil de seguridad es alto, si bien con dosis elevadas puede tener leves efectos adversos gastrointestinales.

Curcumina

Polifenol derivado de la raíz *Curcuma longa* con potentes propiedades antioxidantes y antiinflamatorias. En un metaanálisis de Huang *et al.* sobre curcumina, resveratrol y silimarina en MASLD, los investigadores concluyeron que la curcumina es el polifenol con mayor potencial para reducir la esteatosis hepática.[11] Por su parte, Lukkunaprasit *et al.* encontraron que la curcumina reduce de forma significativa ALT, ASL y la esteatosis frente al grupo control/placebo.[12] Este efecto se mantiene sobre todo en formulaciones con biodisponibilidad mejorada, por ello es preferible escoger formulaciones con piperina, fitosomadas o liposomadas.

Micoterapia (hongos medicinales)

Los hongos comestibles contienen polisacáridos bioactivos (sobre todo β-glucanos) que reducen los lípidos sanguíneos y pueden atenuar el daño por hígado graso. Los β-glucanos son fibras solubles que mejoran el perfil de colesterol al formar geles viscosos en el intestino, reduciendo la absorción de colesterol y ácidos biliares. Esta viscosidad también está relacionada con efectos de reducción de la glucosa plasmática y mejoras en la respuesta a la insulina. Tienen, además, propiedades inmunomoduladoras, antioxidantes y antiinflamatorias.

En personas con MASLD, los β-glucanos han logrado disminuir la esteatosis, la inflamación hepática y la resistencia a la insulina. Los hongos *Ganoderma lucidum* (*resihi*) y *Lentinula edodes* (*shiitake*) son los que más β-glucanos contienen. En comparación con los β-glucanos de la avena, los hongos producen mejores efectos y requieren

11. Huang, Q., *et al.*, «The Effectiveness of Curcumin, Resveratrol, and Silymarin on MASLD: A Systematic Review and Meta-Analysis», *Food science & nutrition*, 12, 12 (2024).

12. Lukkunaprasit, T., *et al.*, «An updated meta-analysis of effects of curcumin on metabolic dysfunction-associated fatty liver disease based on available evidence from Iran and Thailand», *Sci Rep*, 13, 1 (2023).

menor dosis. Eso sí, es importante verificar que sean hongos de calidad cultivados en terreno ecológico porque, al ser quelantes, podrían absorber tóxicos y metales del terreno donde crecen.[13]

Café

El consumo de café, tanto con cafeína como descafeinado, podría reducir la gravedad de MASLD, con una disminución de la fibrosis hepática. Ocurre así porque el café tiene la capacidad de inhibir la expresión hepatocelular del factor de crecimiento del tejido conectivo (CTGF) y actuar sobre los receptores de adenosina (la cafeína).

Omega 3

Los ácidos grasos omega 3 tienen efectos hipolipemiantes y antiinflamatorios. Cuando existe hígado graso no alcohólico, suplementar de 2-4 g/día reduce significativamente los triglicéridos y puede mejorar la esteatosis hepática. Esta suplementación debe usarse con precaución en pacientes anticoagulados.[14]

13. Lo, H.-C., «Bioactive components and possible activities of medicinal mushrooms in alleviating the pathogenesis of nonalcoholic fatty liver disease (review)», *International Journal of Medical Mushrooms*, 23, 3 (2021), pp. 29-41.

14. Kang, S., *et al.*, «Omega-3 polyunsaturated fatty acids protect human hepatoma cells from developing steatosis through FFA4 (GPR120)», *Biochimica et biophysica acta. Molecular and cell biology of lipids*, 1863, 8 (2018), pp. 105-116.

Probióticos

En 2023, un metaanálisis de 21 ensayos clínicos aleatorizados con 1.037 pacientes con MASLD (Zhou *et al.*) demostró que administrando los probióticos *Lactobacillus*, *Bifidobacterium*, *Streptococcus* y *Enterocccus* durante al menos doce semanas se reducen significativamente las enzimas hepáticas (ALT, GGT), los triglicéridos, la glucemia y la insulina en ayunas.[15]

El año siguiente, otro metaanálisis de 34 estudios con más de 12.000 participantes evaluó la utilidad de probióticos, prebióticos y simbióticos (Pan *et al.*).[16] Se observaron reducciones significativas de ALT, AST, ALP, triglicéridos y TNF-α, con evidencia de mejora en la fibrosis hepática.

Las cepas con mayor evidencia son *Lactobacillus* (*acidophilus*, *rhamnosus*, *paracasei*) y *Bifidobacterium* (*lactis*, *bifidum*).

El hígado como una bodega y MASLD como un almacén saturado

Imagina que el hígado es un gran almacén en tu cuerpo, encargado de recibir, clasificar y despachar todos los productos que llegan del puerto, que, en nuestro caso, es el intestino. En condiciones normales, este almacén es eficiente: guarda cierta cantidad de grasa como reserva, empaqueta el

15. Zhou, X., *et al.*, «Efficacy of probiotics on NAFLD: A meta-analysis of RCTs», Medicine (Baltimore), 102, 4 (2023).

16. Pan, Y., *et al.*, «Probiotics, prebiotics, and synbiotics for non-alcoholic fatty liver disease: A systematic review and meta-analysis», *BMC Gastroenterology*, 24, artículo 283 (2024).

resto en camiones (lipoproteínas) y los distribuye sin problema por el cuerpo. Por si eso fuera poco, también manda unos camiones a recoger grasa de otros lugares del cuerpo y la devuelve al hígado, al almacén.

Cuando llevamos una vida desordenada con una dieta de procesados, grasas saturadas y trans o tóxicos, el puerto (intestino) empieza a llevar demasiados residuos al hígado. Con el tiempo, el almacén empieza a acumular cajas de grasa en exceso. Al principio, estas cajas se amontonan en las esquinas, pero pronto se llenan también los pasillos (lóbulos y lobulillos) y el almacén se vuelve un caos. Cuando esto ocurre, los guardias de seguridad, que son nuestro sistema inmunitario, se alarman al ver tanto desorden, se irritan y aparece la inflamación.

Si nadie ordena el almacén, los pasillos se bloquean, las máquinas se dañan y las paredes se endurecen: es la fibrosis. Esto dificulta el paso por el almacén y la circulación de camiones se enlentece. Si la situación persiste, el almacén entero se deteriora y aparece la cirrosis.

La microbiota intestinal, por su parte, actúa como la aduana del puerto, decidiendo qué tipo de cargamento entra. Si la aduana está desorganizada (disbiosis), deja pasar demasiada mercancía defectuosa, como toxinas y endotoxinas, que hacen trabajar más al hígado y contribuyen a que la situación empeore.

7.7. Cuando suplementar no es suficiente: micronutrición celular

¿Y si la suplementación no funciona? ¿Es eso posible? Debes entender que suplementar no equivale a restaurar la función, y por eso en algunos casos los pacientes no mejoran a pesar de la suplementación. Al fin y al cabo, como has leído en las páginas anteriores, el hígado graso metabólico MASLD no es una enfermedad por déficit de nutrientes, sino una expresión de disfunción metabólica sistémica. Desde el punto de vista fisiopatológico, implica que existe una alteración de más de una de las siguientes vías fisiopatológicas:

- Resistencia hepática a la insulina
- Alteración de la β-oxidación mitocondrial
- Estrés oxidativo crónico
- Inflamación de bajo grado
- Disrupción del eje intestino-hígado

En este contexto, la suplementación es útil en esteatosis leve o moderada, para intervenciones a corto plazo y como apoyo inicial a la dieta y el ejercicio físico. Sin embargo, este recurso asume que el hepatocito puede responder adecuadamente al nutriente administrado: al organismo le falta un nutriente y yo me aseguro de hacérselo llegar, pero no tengo en cuenta que quizá sea incapaz de absorberlo. Cuando esto ocurre, el tratamiento fracasa pese a «hacerlo todo bien».

Al contrario que la suplementación ortomolecular, la micronutrición celular no se pregunta qué suplemento le falta al hígado, sino que se asegura de responder a la pregunta: ¿qué función metabólica está bloqueada y por qué? Así, el abordaje está centrado en la función celular, las vías metabólicas integradas y el contexto fisiológico global. Aquí, el nutriente es una herramienta terapéutica, no el eje del tratamiento.

En la micronutrición celular, las funciones hepáticas evaluadas son la captación y señalización de la insulina, la oxidación mitocondrial, la metilación y exportación de lípidos, la capacidad antioxidante endógena, la detoxificación y la influencia inflamatoria del intestino. Los principales bloqueos que podemos encontrar son:

- Inflamación crónica que inhibe receptores
- Disfunción mitocondrial hepática
- Exceso de señales de estrés (cortisol, catecolaminas)
- Déficits funcionales (no analíticos) de cofactores

En este escenario, aumentar la dosis no restaura la función, sólo aumenta la carga metabólica. Creemos que lo estamos haciendo bien, pero en realidad sólo estamos poniendo más presión sobre el organismo. Por eso, en micronutrición es necesario identificar el tipo de hígado graso (insulínico, disbiótico, mitocondrial...), determinar la vía metabólica prioritaria bloqueada, reducir los factores inhibidores (inflamación, estrés, disbiosis) y reevaluar la función, no sólo los marcadores.

- **En el fenotipo insulínico clásico:** un error habitual es iniciar directamente los suplementos para el hígado sin corregir la resistencia a la insulina. La prioridad terapéutica debería ser recuperar la sensibilidad a la insulina en el músculo y en el hígado, reducir el input lipogénico, sincronizar las comidas con el ritmo circadiano y elaborar un plan de actividad física (fuerza + aeróbica).
- **En el fenotipo inflamatorio o MASH incipiente:** un error habitual es aumentar el aporte de antioxidantes y antiinflamatorios sin retirar las señales proinflamatorias. En este caso, el estrés oxidativo supera la capacidad antioxidante endógena y la inflamación mantiene una activación inmunometabólica. La prioridad debería ser reducir la inflamación sistémica y evitar protocolos agresivos.

- **En el fenotipo intestinal:** un error habitual es tratar el hígado ignorando el intestino, cuyas endotoxinas pueden iniciar una cascada inflamatoria. La prioridad terapéutica debería ser corregir la disbiosis intestinal, regular el tránsito intestinal, ajustar la dieta y asegurar un apoyo hepático funcional.
- **Con normopeso y disfunción mitocondrial:** un error habitual es descartar la relevancia clínica por normopeso, a pesar de que hay estrés y falta de sueño que alteran la función mitocondrial. La prioridad terapéutica debería incluir recuperar los ritmos circadianos, gestión del estrés, introducir ejercicio físico (aeróbico + fuerza) y asegurar los cofactores energéticos (B2, B3, B5, magnesio...) según el contexto clínico y analítico.

Un error conceptual frecuente es pensar que micronutrición equivale a una suplementación ortomolecular más personalizada, pero la diferencia no es de cantidad, sino de modelo clínico. La suplementación corrige la bioquímica, mientras que la micronutrición restaura la fisiología.

Te lo explicaré con una metáfora. Imagina que tu cuerpo es un terreno. La micronutrición es el trabajo silencioso y fundamental de preparar la tierra: quitar las malas hierbas, alinear el suelo, aportar minerales, ajustar el pH, favorecer la microbiota del suelo. Es un trabajo que no se ve de inmediato, pero que define qué puede crecer y qué no. La suplementación, en cambio, es sembrar semillas. Puede ser una buena semilla, pero si el terreno no está preparado, no germinará, germinará mal o generará un crecimiento desordenado. Cuando el «terreno biológico» no está preparado, los suplementos no hacen el efecto deseado, pueden aparecer efectos secundarios o tolerarse peor. Culpamos a la semilla, pero el problema era el suelo. Cuando el terreno está preparado, a veces, ni siquiera es necesario sembrar o necesitamos menos semillas, y el crecimiento es estable y sostenible.

7.8. Caso clínico

Luis tiene cincuenta y cuatro años y es médico de profesión. No hace actividad física; está apuntado a un gimnasio, pero va una o dos veces al mes. Se desplaza siempre con moto. Es bebedor y fumador social los fines de semana.

Acude a consulta para hacer un cambio de estilo de vida porque lleva años con un síndrome metabólico: obesidad grado 1, hipertensión en tratamiento, prediabetes (HbA1c 6,2 y glicemias en ayunas de 110) y dislipemia mixta, lo que significa que hay una alteración de las grasas en la sangre (triglicéridos 260 mg/dL, colesterol total 280 mg/dL, colesterol LDL 190 mg/dL y HDL 35 mg/dL). Tiene una circunferencia abdominal de 110 cm.

Hacemos unos análisis de laboratorio para conocer con más detalle algunos parámetros y los resultados muestran unas transaminasas ligeramente elevadas (ALT o GPT 65 U/L y AST o GOT 45 U/L), GGT 80 U/L e índice FIB-4 calculado de 1,5 (valor intermedio). La ecografía abdominal revela un hígado brillante grado 2, compatible con esteatosis moderada. No hay signos de cirrosis, porque el borde hepático es liso, sin esplenomegalia). Además, descartamos hepatitis viral, autoinmunidad hepática negativa y ferritina ligeramente elevada (400 ng/mL) atribuible al síndrome metabólico.

A nivel digestivo, Luis refiere un estreñimiento importante: va al baño cada tres días y le cuesta evacuar. Tiene gases sobre todo al final del día, que son olorosos y a veces ruidosos. Su dieta es rica en ultraprocesados, con mucha bollería y embutidos, y muy carnívora; apenas come pescado, fruta o verdura. Sospecho una disbiosis proteolítica con exceso de proteobacterias y posible permeabilidad intestinal aumentada.

Le propongo un programa que incluye correcciones dietéticas, actividad física y suplementación dirigida a corregir la disbiosis y mejorar el perfil metabólico y hepático. Le doy una lista de cambios que debería hacer en su **nutrición**, que incluyen:

- Hacer sólo tres comidas al día y cenar lo más temprano posible para dejar doce horas entre la cena y el desayuno (descanso nocturno).
- Limitar la carne roja a una vez cada quince días.
- Priorizar la carne de ave.
- Aumentar la ingesta de pescado azul pequeño a tres veces por semana y la de pescado blanco a una o dos veces por semana.
- Aumentar la ingesta de legumbres a dos veces por semana.
- Asegurar una ración de verduras con cada comida, crudas al mediodía y cocidas por la noche.
- Tomar una ración de fruta de baja carga glicémica como frutos del bosque, piña o kiwi con el desayuno.
- Eliminar la bollería y los embutidos, excepto el jamón ibérico.
- Eliminar el alcohol, los refrescos y las harinas refinadas.
- Usar aceite de oliva virgen como aderezo y para cocinar.
- Tomar, si desea, un puñado de nueces o almendras al día; también puede consumir queso de cabra o de oveja fresco.

Respecto a la **actividad física**, le propongo empezar a caminar tres veces por semana treinta minutos a un ritmo ligero, aumentando progresivamente la intensidad. Le recomiendo combinarlo con rutinas de fuerza dos veces por semana, de forma que puede hacer un día tronco superior y otro día tronco inferior.

Para corregir la disbiosis, asegurar la evacuación diaria, mejorar la esteatosis y los valores analíticos alterados y asegurar una buena micronutrición celular le propongo tomar algunos **suplementos**:

- Silimarina 300 mg dos veces al día, como soporte hepatoprotector.
- Un combinado de *neem*, berberina, orégano, tomillo, clavo y menta para favorecer la limpieza intestinal de posibles patógenos facultativos. La berberina, además, le ayudará con la resistencia a la insulina.
- Un combinado de comino, hinojo y achicoria para combatir la hinchazón y los gases.
- Agua de mar hipertónica en ayunas con el zumo de un limón y una cucharada de aceite de oliva para estimular el peristaltismo y la función biliar.
- 2 gramos de *reishi* en la mañana y 2 gramos de DHA en la cena.

Por último, le sugiero hacer una hidroterapia de colon para asegurar una buena limpieza, debido al estreñimiento crónico que padece.

Luis se marcha de la consulta con todas las recomendaciones y quedamos en vernos a los tres meses. Cuando vuelve, ha perdido 6 kilos y se encuentra con más energía. Hace deporte de manera regular (caminatas y ejercicios de fuerza) y va al baño prácticamente a diario. Ha ido a ver al cardiólogo para que le regule la medicación a la baja, porque su tensión ha mejorado. Además, sus glicemias en ayunas son ahora de 90-95. Le propongo continuar el DHA y el *reishi* y añado la melena de león para regenerar la mucosa intestinal, un probiótico de homeostasis y *Desmodium* para seguir apoyando la función hepática. Con todo, Luis ha hecho un gran trabajo y, gracias a los cambios en su estilo de vida, sus análisis no tienen nada que ver con lo que mostraban hace sólo tres meses.

8

Cómo cuidar el eje hígado-intestino-microbiota

A lo largo de los distintos capítulos del libro hemos visto el papel que cumple el estilo de vida en el eje hígado-intestino. Toda esa gran fábrica que es nuestro cuerpo se ve muy afectada por cómo comemos, cuánto nos movemos, cómo gestionamos el estrés o cuántos tóxicos hay en el entorno que nos rodea. Eso significa que nuestras decisiones del día a día van construyendo nuestra salud y también que siempre hay algo que podamos hacer para sentirnos un poco mejor. Por eso, en este capítulo vamos a ver todas las acciones que podemos tener en cuenta para cuidar nuestro hígado y nuestro intestino.

8.1. Nutrición funcional

La dieta es un modulador clave del microbioma intestinal y de la función hepática. Un patrón dietético equilibrado, rico en fibra, polifenoles y ácidos grasos de calidad se asocia con una mejoría en la esteatosis hepática, la inflamación sistémica y la composición de la microbiota. Veamos algunos alimentos que deberíamos incorporar de manera habitual a nuestra dieta.

Alimentos hepatoprotectores

Estos alimentos son importantes porque protegen el hígado, que, como ya hemos visto, tiene un papel decisivo en un sinfín de procesos que afectan a nuestra salud.

- **Alimentos amargos:** verduras y plantas como escarola, achicoria, endibias, alcachofas, rábanos, apio, diente de león y jengibre, son beneficiosas para el hígado, estimulan la función biliar y la digestión de las grasas. Algunas, como el cardo mariano y la alcachofa, favorecen la regeneración del hígado.
- **Vegetales crucíferos:** la col, la col rizada, la coliflor, el brócoli, la col kale, las coles de Bruselas, los berros, el rábano y el repollo son ricos en compuestos como los glucosinolatos, flavonoides, antocianinas, cumarinas, carotenoides y terpenos. Tienen actividad antioxidante e inducen enzimas de fase 2, que ayudan en el metabolismo de algunos tóxicos (xenobióticos) y en el metabolismo de los estrógenos.
- **Té verde:** la epigalocatequina galato (EGCG) presente en el té verde reduce el estrés oxidativo y mejora algunos parámetros bioquímicos relacionados con el hígado graso no alcohólico. También, gracias a sus polifenoles, favorece el crecimiento de las bacterias de homeostasis y disminuye la inflamación intestinal.
- **Frutos rojos y uvas:** son ricos en antocianinas y resveratrol, por lo que tienen un formidable poder antioxidante y antiinflamatorio. Además, sus polifenoles alimentan la microbiota de homeostasis, en especial *Akkermansia muciniphila.*
- **Ácidos grasos omega 3 (pescado azul pequeño y semillas de lino o chía):** modulan los niveles de triglicéridos y mejoran la sensibilidad a la insulina y los

marcadores inflamatorios, y también pueden prevenir la fibrosis hepática al promover la oxidación de ácidos grasos e inhibir su síntesis y almacenamiento en el hígado. Contribuyen a mantener la integridad de la barrera intestinal y favorecen una mayor diversidad bacteriana, especialmente el DHA, que se asocia con una mayor abundancia de *Bifidobacterium* y *Akkermansia* y una mayor producción de butirato, un ácido graso de cadena corta con actividad antiinflamatoria.

- **Alimentos ácidos:** el vinagre de manzana sin pasteurizar y el zumo de limón pueden ayudar a mejorar la digestión si hay hipoclorhidria y también a reducir los picos de glicemia postprandiales.

Alimentos prebióticos

Al contrario que los probióticos, que son organismos vivos, los prebióticos son componentes funcionales no digeribles de los alimentos que, una vez metabolizados por nuestra microbiota, modulan la composición, diversidad y actividad de la microbiota intestinal, y nos aportan un efecto fisiológico beneficioso para la salud. Existen diferentes tipos de prebióticos que agrupamos como MAC.

MAC: las fibras fermentables o MAC («*microbiota accesible carbohidrates*») son polisacáridos no digeribles solubles y fermentables que sirven de sustrato energético para nuestra microbiota intestinal. Promueven la producción de ácidos grasos de cadena corta (AGCC) y otros metabolitos como vitaminas, aminoácidos o neurotransmisores que benefician la salud intestinal, hepática e inmune.

Dentro de los MAC, existen varios subgrupos:

- **FOS o fructooligosacáridos e inulina:** se trata de oligosacáridos que se encuentran en ciertos alimentos como el plátano, la cebolla, el ajo, la alcachofa, el puerro y el espárrago. También en el tupinambo, el diente de león y la raíz de achicoria. Estimulan principalmente las bacterias tipo *Bifidobacterium*, pero no se toleran si hay SIBO.
- **GOS o galactooligosacáridos:** oligosacáridos de la leche, las legumbres y la soja. Contribuyen a una mayor diversidad microbiana, inhiben el crecimiento de especies patógenas y son fermentados para producir AGCC. Parecen mejorar algunos parámetros metabólicos como la glucosa en ayunas, los triglicéridos séricos y la hemoglobina glicosilada. Tampoco se toleran si hay SIBO.
- **Mucílagos y gomas:** presentes en las semillas de lino y chía, la planta *Plantago ovata* y su fibra *psyllium*, algas pardas (wakame, kombu, espagueti de mar), agar-agar, higos, higos chumbos, borraja y fenogreco. Cuanto más madura es la planta, menor es su contenido en mucílagos, que suavizan el tránsito intestinal y nutren a las bacterias muconutritivas. Esto favorece la homeostasis de la capa de moco que protege el epitelio intestinal.
- **Betaglucanos:** polisacáridos indigeribles presentes en las paredes celulares de hongos, levaduras, algas, líquenes, salvados y cereales como la avena y la cebada. Enlentecen el vaciado gástrico, reduciendo los picos de glicemia postprandial y limitando la absorción de colesterol y ácidos biliares. Además, tienen una potente acción inmunomoduladora y hepatoprotectora: estudios experimentales con animales y humanos con la enfermedad esteatósica hepática no alcohólica han

demostrado que disminuyen los niveles de ALT, AST y GGT.

- **Pectinas:** polisacáridos solubles presentes en las paredes celulares de algunos frutos como manzanas, uvas, arándanos, grosellas, moras, cerezas, higos, piñas y peras. También están en la parte blanca de los cítricos, debajo de la piel externa. Estos alimentos necesitan decocción para que las bacterias puedan acceder a las pectinas con mayor facilidad. Las pectinas secuestran ácidos biliares y metales pesados en el intestino, disminuyendo la carga tóxica que llega al hígado. Suelen tolerarse bien, incluso en personas con intestinos sensibles.
- **Almidón resistente:** se trata de un almidón no digerible por nosotros, por lo que llega al colon intacto. Allí actúa como fibra fermentable y sirve de sustrato para la producción de ácidos grasos de cadena corta, sobre todo butirato, que modula la inflamación intestinal, nutre a los colonocitos, mejora la sensibilidad a la insulina y tiene propiedades hepatoprotectoras indirectas. Existen diferentes tipos de almidón resistente, pero los que sirven de nutrientes para la microbiota son:

    - **Tipo 2:** plátano verde.
    - **Tipo 3:** tubérculos, cereales y legumbres cocinados y refrigerados un mínimo de seis horas. Se pueden recalentar de nuevo a menos de 130 °C.

- **Polifenoles:** son compuestos bioactivos no nutritivos que se encuentran en los alimentos de origen vegetal como verduras y frutos del bosque (arándanos, grosellas, frambuesas, moras, uva negra, fresas, cerezas) y también en el cacao, el té, el café y las especias. Modulan la composición de la microbiota al favorecer el aumento de bifidobacterias, *Lactobacillus*, *Akkermansia muciniphila* y *Faecalibacterium prasunitzii*, y la disminución de especies como *Clostridium perfringens*, *Desulfovibrio* spp. y *Enterobacteriaceae*.

Alimentos probióticos

Según la OMS y la FAO, un probiótico es un microorganismo vivo que, cuando se administra en cantidades adecuadas, confiere beneficios de salud al huésped que lo ingiere. Esto significa que, si queremos mejorar nuestra salud, incorporar probióticos a la dieta puede ser una herramienta muy valiosa.

Podemos encontrar probióticos en determinados alimentos que han sido fermentados, es decir, transformados por la acción de microorganismos (bacterias o levaduras) y que contienen a su vez microorganismos vivos. Algunos ejemplos son el yogur, el kéfir, algunos quesos, el tamari, el tempeh, el miso, *natto* japonés, el chucrut, el kimchi, los encurtidos, el vinagre de manzana y bebidas como la kombucha o el *kvass*.

Existen algunos alimentos fermentados como el chocolate, el pan de masa madre, el vino o la cerveza, que no contienen microorganismos vivos, por lo que no pueden ser considerados probióticos. Sucede así porque durante su elaboración se los somete a pasteurización, un proceso térmico a elevadas temperaturas durante un corto período de tiempo que destruye todos los microorganismos patógenos y los presentes durante su fermentación. Si un alimento fermentado no ha sido pasteurizado, lo debe poner en la etiqueta y lo encontrarás en la zona refrigerada del supermercado.

Los alimentos fermentados aportan probióticos naturales, modulan la microbiota intestinal al aumentar su diversidad, favorecen la integridad de la barrera intestinal y tienen efectos hepatoprotectores indirectos al reducir los LPS y las toxinas microbianas. Además, al incorporarlos a la dieta se producen subproductos como ácidos orgánicos (ácido láctico, cítrico...) que crean un microambiente favorable para la microbiota de homeostasis. Estos alimentos facilitan la digestión y absorción de nutrientes ya que durante el proceso de fermentación:

- Se eliminan o reducen antinutrientes como el ácido fítico o los inhibidores de amilasas y proteasas.
- Se fabrican enzimas digestivas que ayudan a la digestión.

Podemos agrupar estos alimentos en cuatro categorías:

Lácteos fermentados

- **Yogur:** producto lácteo que se obtiene de la fermentación de microorganismos específicos de la leche como *Lactobacillus bulgaricus* y *Streptococcus thermophilus.*
- **Kéfir o yogur búlgaro:** producto lácteo que se obtiene por fermentación lacto-alcohólica. Tiene más cantidad y variedad de bacterias debido a que el proceso de fermentación es más prolongado (puede llegar a las dieciocho horas) y se realiza a temperaturas más bajas.
- **Queso:** para ser considerado probiótico, debe estar elaborado con leche cruda que no haya sido calentada. En esta categoría entran el manchego, el queso de Mahón, el cheddar, el feta, el gouda, el provolone, el edam y el emmental.

Soja fermentada

- **Miso:** pasta que se prepara fermentando la soja con el hongo koji (*Aspergillus orizae*). Se usa como condimento en sopas, donde se añade al final, después de la cocción. También puede elaborarse con cebada o arroz.
- **Tamari:** un subproducto de la pasta miso. Se utiliza como aderezo en platos orientales.
- **Tempeh:** soja fermentada con el hongo *Rhizopus*. Tiene un ligero sabor a nuez.
- ***Natto*:** soja fermentada con el *Bacillus subtilis*. Esta bacteria desarrolla una baba viscosa y las semillas desprenden un olor característico muy intenso. En Japón se suele tomar con arroz.

Vegetales fermentados

- **Encurtidos:** hortalizas fermentadas en salmuera (cebolla, zanahorias, pepinillos, rabanitos). También las alcaparras y las olivas.
- **Chucrut:** col fermentada. Se prepara cortando las hojas de col en juliana muy fina y se dejan fermentar en salmuera, donde se produce una fermentación láctica y se obtiene un alimento rico en lactobacilos. Tiene sabor entre ácido y agrio.
- **Kimchi coreano:** es una col china fermentada y aderezada con cebolla, ajo, jengibre, salsa de pescado (aunque existe la opción vegana) y especias picantes. Tiene un sabor muy intenso, ácido y picante.

Bebidas fermentadas

- **Kombucha:** bebida a base de té obtenida de la fermentación de una colonia simbiótica de bacterias y levaduras llamada *scoby*, a la que a veces se le añaden sabores.
- **Kvass:** bebida típica de los países del este de Europa a base de centeno, cebada y remolacha.
- **Kéfir de agua:** bebida que se obtiene a partir de agua con azúcares y microorganismos.
- **Vinagre de manzana no pasteurizado.**

Ejemplo de menú semanal prebiótico y hepatoprotector

Se puede empezar la mañana con el zumo de medio limón y una cucharada de AOVE o aceite de lino en ayunas para favorecer la función biliar y digestiva si hay estreñimiento. Si éste es importante, también se pueden dejar dos o tres ciruelas pasas en remojo la noche anterior y, por la mañana, beber esa agua con el zumo de limón y el AOVE.

Se puede tomar café en el desayuno, de tueste natural (no torrefacto), mejor si se muele en el momento. Sí que hay que evitar el café en cápsula de aluminio.

Lunes

Desayuno

- *Porridge* de avena con bebida de almendras sin azúcar, un puñado de nueces y semillas de lino trituradas, arándanos y canela
- Infusión de jengibre y limón

Comida

- Ensalada de lentejas con zanahoria, cebolla morada, pimiento rojo, perejil, chucrut y AOVE
- Calabacines rellenos de verduras, gratinados con un poco de queso fresco de cabra
- Una onza de chocolate negro (> 80 por ciento)
- Infusión de diente de león

Cena

- Crema de brócoli y puerro
- Tortilla de dos huevos con espinacas y ajos tiernos

Martes

Desayuno

- Pan de centeno con aguacate y sardinas en AOVE y un puñado de moras
- Café natural o té verde matcha

Comida

- Ensalada de rúcula y tomate con aceitunas y chucrut
- Guiso de verduras y garbanzos

Cena

- Puré de coliflor con AOVE
- Merluza al vapor con ajo, perejil y limón

Miércoles

Desayuno

- Pan de centeno o trigo sarraceno con aguacate y caballa en AOVE y un puñado de frambuesas
- Infusión de boldo y alcachofera

Comida

- Ensalada de col lombarda fermentada, zanahoria y semillas de girasol
- Albóndigas de lentejas y arroz integral con salsa de tomate natural y albahaca

Cena

- Crema de calabaza con jengibre
- Revuelto de espárragos trigueros y champiñones

Jueves

Desayuno

- Yogur de cabra con frutos del bosque, semillas de lino y un puñado de nueces o avellanas
- Café de tueste natural o infusión

Comida

- Ensalada de escarola con remolacha, almendras ralladas y chucrut
- Pollo al horno con verduras y boniato
- Una onza de chocolate negro (> 85 por ciento)

Cena

- Brócoli al vapor con AOVE
- Bacalao al horno con cebolla y pimientos

Viernes

Desayuno

- Pan de centeno con rodajas de tomate, AOVE y jamón ibérico y un puñado de arándanos
- Café de tueste natural o té verde matcha

Comida

- Ensalada de rúcula con pepino, rábanos y encurtidos
- Lentejas con verduras y arroz basmati

Cena

- Crema de zanahoria con cúrcuma y jengibre
- Muslos de pollo al horno con verduras de temporada

Sábado

Desayuno

- *Porridge* de avena con bebida vegetal (sin edulcorar), manzana rallada, canela, nueces y semillas de lino
- Café de tueste natural

Comida

- Ensalada templada de quinoa con puerro, cebolla morada y romero
- Sepia a la plancha

Cena

- Crema de alcachofas
- Salmón salvaje al horno con verduras

Domingo

Desayuno

- Yogur griego de cabra o de coco con frutos del bosque y nueces, almendras y avellanas picadas.
- Infusión de manzanilla y melisa

Comida

- *Vichyssoise*
- Calamares guisados con setas, ajo y cebollino

Cena

- Verduras al horno con romesco casero
- Sardinas al horno

Tentempiés

- Manzanas o peras asadas con canela y nueces picadas
- Palitos de zanahoria y hummus

- Crudités con guacamole
- Rodajas de plátano con tahini
- Un yogur de cabra u oveja con un puñado de frutos secos activados (remojados la noche anterior)
- *Pudding* de chía con bebida vegetal y frutos del bosque
- Macedonia de frutas con un puñado de nueces; no mezclar frutas ácidas con dulces

Recomendaciones adicionales

- Bebe suficiente agua a lo largo del día para evitar deshidrataciones subclínicas y favorecer además las vías de eliminación de tóxicos. Si acompañas el agua de un chupito de agua de mar de calidad, asegurarás la reposición mineral, algo importante si tienes un filtro de ósmosis.
- Evita las cenas copiosas y tardías. No deberías cenar después de la puesta de sol.
- Deja pasar doce horas entre la cena y el desayuno para favorecer el descanso digestivo.
- Evita los picoteos a lo largo del día. Deja cuatro horas entre una comida y la siguiente para favorecer el complejo migratorio motor, que es el barrendero del intestino y sólo se activa cuando dejamos de comer por lo menos cuatro horas.
- Elimina los ultraprocesados, las harinas refinadas, el azúcar y los edulcorantes, el alcohol, las bebidas gaseosas y los refrescos.
- Mastica, mastica y mastica. Recuerda que la digestión empieza en la boca.

8.2. Actividad física

La práctica regular de ejercicio tiene un impacto positivo sobre el intestino, la microbiota y el hígado, porque es capaz de:

- Modular la microbiota intestinal
- Modular la permeabilidad intestinal
- Combatir la inflamación sistémica
- Reducir el estrés oxidativo y mejorar la sensibilidad a la insulina

Veamos con detalle cada una de estas posibilidades importantísimas de las que podemos aprovecharnos si incluimos el ejercicio en nuestra rutina.

Modula la microbiota intestinal

La práctica regular de ejercicio aumenta la diversidad microbiana, la producción de ácidos de cadena corta y la proporción de bacterias productoras de butirato como *Faecalibacterium prausinitzii*, como confirmó en 2018 un estudio de Jacob M. Allen y otros investigadores.[17] El butirato protege la barrera intestinal y tiene efectos antiinflamatorios a nivel hepático.

Modula la permeabilidad intestinal

El ejercicio moderado reduce la permeabilidad intestinal, lo que disminuye la traslocación bacteriana, esto es, el escape

17. Allen, J. M., *et al.*, «Exercise alters gut microbiota composition and function in lean and obese humans», *Medicine and Science in Sports and Exercise*, 50, 4 (2018), pp. 747-757.

de bacterias y sus productos desde el intestino a otras zonas del cuerpo donde no deberían llegar. También reduce la endotoxemia hepática.

Este punto es vital en la enfermedad esteatósica hepática asociada a disfunción metabólica o MASLD, en el que las toxinas bacterianas traspasan la barrera intestinal y llegan al hígado, activando el sistema inmune innato y desencadenando una cascada inflamatoria.

Combate la inflamación sistémica

La actividad física modula el sistema inmunológico a través de las citocinas del músculo llamadas mioquinas. Estas citocinas poseen efecto antiinflamatorio y reducen los niveles de TNF-α y PCR, importantes en la enfermedad esteatósica hepática asociada a disfunción metabólica.

Reduce el estrés oxidativo y mejora la sensibilidad a la insulina

El ejercicio mejora la función mitocondrial hepática y reduce el estrés oxidativo, claves en la prevención de la progresión del MASLD hacia la fibrosis hepática.

Cómo y cuándo hacer ejercicio

A la hora de hacer ejercicio, es muy importante tener en cuenta la sincronía con los ritmos circadianos que regulan, entre otras funciones corporales, el ciclo sueño-vigilia. Para asegurar los ritmos hepático y biliar, así como una mejor digestión y metabolismo de las grasas, es mejor que hagas ejercicio físico en horario diurno. Puedes hacer yoga o pilates por la tarde.

Para saber qué tipo de ejercicio es más efectivo, consulta la tabla a continuación.

Tabla 8.1. Beneficios del ejercicio según el tipo de actividad

TIPO DE ACTIVIDAD	BENEFICIOS
Ejercicio aeróbico	Mejora la sensibilidad a la insulina y la diversidad microbiana
Entrenamiento de fuerza	Disminuye la grasa visceral y hepática
HIIT (intervalos)	Mejora las transaminasas hepáticas, los parámetros inflamatorios y la composición corporal
Yoga, pilates	Reduce el estrés y modula el eje intestino-cerebro-hígado

Fuente: Elaboración propia.

8.3. El papel del estrés

Tanto el estrés agudo como el estrés crónico alteran el equilibrio del eje intestino-cerebro-hígado, en el que interactúan el sistema nervioso central, los sistemas nervioso e inmunitario entéricos, la microbiota intestinal y el metabolismo hepático. Por ello, una persona sometida a estrés puede sufrir disbiosis intestinal, aumento de la permeabilidad intestinal, activación del sistema inmune innato que lleva a la inflamación crónica, acumulación de grasa hepática y disfunción del metabolismo de la glucosa y de los lípidos.

¿Cómo actúa el estrés sobre este eje?

El estrés actúa a diversos niveles, de los cuales los más reseñables son estos tres:

- Activa el eje hipotálamo-hipófisis-adrenal
- Produce disbiosis y aumento de la permeabilidad intestinal
- Afecta al hígado

Merece la pena explicar cada uno de ellos en detalle para comprender en profundidad lo que el estrés provoca en nuestro cuerpo y por qué es fundamental aprender a mantenerlo bajo control si queremos mantener una buena salud a lo largo de los años.

Activación del eje hipotálamo-hipófisis-adrenal (HHA)

Seguro que has escuchado que el estrés provoca que nuestro cuerpo produzca cortisol, pero ¿sabes exactamente cómo es este proceso? Ante un estresor, el hipotálamo libera la hormona liberadora de corticotropina (CRH), que actúa sobre la hipófisis. Ésta, a su vez, estimula la secreción de la hormona adrenocorticotropa (ACTH), que viaja por la sangre hacia las glándulas suprarrenales. Es ahí donde la ACTH induce la liberación de cortisol. A continuación, pueden darse dos escenarios:

- **En una situación puntual de estrés agudo:** la respuesta es adaptativa. El cortisol aumenta la glucogenólisis y la gluconeogénesis hepática, elevando la glucosa en sangre para que el cuerpo disponga de energía inmediata

que le sirva para atacar o huir. Además, se promueve la lipólisis en el tejido adiposo, liberando ácidos grasos al torrente sanguíneo para usar como combustible.
- **En una situación de estrés sostenido en el tiempo:** los niveles de cortisol se mantienen elevados de manera continua y se acaba desarrollando una resistencia a los glucocorticoides en los receptores de los tejidos. Esto quiere decir, que, a pesar de haber mucho cortisol circulante, los tejidos no responden adecuadamente. Se desencadena un estado de inflamación de bajo grado que contribuye al desarrollo de la resistencia a la insulina y la enfermedad esteatósica hepática asociada a disfunción metabólica.

En el segundo caso, cuando el estrés se vuelve crónico, nuestro cuerpo se agota de estar siempre en alerta. Con el tiempo aparece fatiga adrenal, los niveles de cortisol caen en picado y la persona se siente exhausta todo el tiempo. Es lo que conocemos como *síndrome de burnout.* En paralelo, la hiperactivación del sistema nervioso autónomo o vegetativo (SNA) induce estrés oxidativo por la sobreestimulación adrenérgica de los receptores hepáticos. Esto aumenta la acumulación de grasa en el hígado.

El sistema nervioso entérico (SNE) o «segundo cerebro», localizado en el intestino, también se ve afectado por el estrés. En situaciones de estrés agudo, aumenta la motilidad intestinal y la secreción de agua y electrolitos al lumen intestinal, favoreciendo la aparición de diarrea. Además, la activación de los mastocitos, un tipo de células inmunitarias que participa en respuestas inflamatorias o alérgicas, aumenta la permeabilidad paracelular del intestino delgado. Los mastocitos liberan mediadores como histamina, proteasas y citoquinas, que pueden alterar las uniones estrechas epiteliales, contribuyendo al *leaky gut* o intestino permeable en relación con el estrés.

En resumen, el estrés crónico conlleva una activación sostenida de los ejes neuroendocrinos (HHA) y neuroautonómicos (SNA / SNE) que, con el tiempo, altera la homeostasis del intestino y el hígado.

Disbiosis y aumento de permeabilidad intestinal (*leaky gut*)

Algunos estudios realizados en ratones nos ofrecen conclusiones reveladoras sobre cómo afecta el estrés al intestino. Por ejemplo, el estrés social agudo en ratones disminuye significativamente la diversidad de bacterias intestinales como *Lactobacillus* y *Parabacteroides*. Estos cambios son más pronunciados que los observados en la microbiota luminal fecal, lo que indica que el estrés puede alterar preferentemente las bacterias que habitan en el moco intestinal, que son justo las más cercanas al epitelio y al sistema inmune intestinal. En otros estudios con ratones, se observó un aumento de la expresión de genes proinflamatorios y prooxidativos en las células epiteliales intestinales.

No son las únicas conclusiones obtenidas. Otras investigaciones permitieron observar una disminución de la capa de moco protectora del intestino como respuesta al estrés, lo que propicia un contacto más directo de patógenos con el epitelio intestinal. Esto facilita la traslocación de liposacáridos de las bacterias gramnegativas a la lámina propia y de ahí a la circulación portal y al hígado. Si esto ocurre, se genera una endotoxemia metabólica y una respuesta inflamatoria local y sistémica.

El estrés crónico altera la composición del ecosistema microbiano intestinal, con una disminución de *Lactobacillus* y *Bifidobacterium* y un aumento de especies oportunistas como *Escherichia coli*, que, además, aumentan su adherencia a la mucosa intestinal. Un estudio en ratones demostró que, cuando ocurre durante el embarazo, se pueden trasmitir estos cambios a la descendencia, afectando a la microbiota de las crías y su resiliencia inmunológica.

Afectación hepática

Los cambios intestinales derivados del estrés tienen una repercusión directa en el hígado. Cuando la barrera intestinal está comprometida, algunos microorganismos y sobre todo algunos componentes bacterianos y sus productos metabólicos alcanzan la vena porta y se dirigen al hígado. Allí son reconocidos por las células de Küpffer, macrófagos residentes en el hígado, que dan la voz de alarma ante los intrusos y desencadenan una respuesta inflamatoria local para combatir esta invasión. A nivel químico, lo que sucede es que los liposacáridos activan receptores TLR4 en los macrófagos, induciendo una liberación de citocinas proinflamatorias (TNF-α, IL-1β, IL-6) que promueven la inflamación hepática y reclutan más células inmunitarias hacia el hígado. A largo plazo, se activan las células estrelladas que, como ya hemos visto, son el inicio de la fibrosis hepática.

Si esta presión sobre el hígado se mantiene en el tiempo, se perpetúa la activación de las células de Küpffer y se induce una resistencia a la insulina en hepatocitos y adipocitos. Esto altera la homeostasis de los lípidos y favorece la progresión de la esteatosis, con aumento de la fibrosis y lesión del hepatocito.

Además de la inflamación hepática generada por la traslocación bacteriana, el exceso de cortisol contribuye a la aparición de la resistencia a la insulina y la lipólisis periférica, que es el proceso que descompone la grasa en ácidos grasos y glicerol para obtener energía. Todo funciona en cadena, porque la lipólisis aporta abundantes ácidos grasos libres en el hígado, que en exceso causan esteatosis hepática. La sobrecarga de catecolaminas y glucocorticoides puede además inducir estrés oxidativo y disfunción mitocondrial en los hepatocitos.

En estudios en ratones sometidos a estrés psicosocial, la estimulación central por CRH, la hormona liberada por el hipotálamo ante el estrés, reduce el flujo hepático sanguíneo, desencadenando hipoxia, estrés oxidativo y la muerte del hepatocito. Al restablecerse el flujo sanguíneo, se activan las células de Küpffer y el endotelio sinusoidal, liberando mediadores inflamatorios que atraen neutrófilos y linfocitos T al hígado, lo que agrava la lesión hepática por acción de los radicales libres y las enzimas proteolíticas.

Un amplio estudio de cohortes realizado en Corea (Kang *et al.*) descubrió que las personas con un alto nivel de estrés percibido tenían significativamente mayor prevalencia de MASLD y de MASH en comparación con aquellas personas que tenían menor estrés, incluso tras ajustar por obesidad y otros factores metabólicos.[18]

En la práctica clínica, alrededor del 30 por ciento de los pacientes con enfermedad esteatósica hepática asociada a disfunción metabólica presentan un trastorno depresivo mayor, y esa comorbilidad psicológica se ha asociado con una mayor progresión de daño hepático y fibrosis. Los pacientes en los que esta enfermedad ha avanzado a MASH, tienen más depresión o anhedonia (incapacidad para experimentar placer, pérdida de interés o satisfacción en casi todas las actividades cotidianas), responden peor al tratamiento estándar y suelen tener una lesión histológica en la biopsia hepática.

18. Kang, D., *et al.*, «Perceived stress and nonalcoholic fatty liver disease in apparently healthy men and women», *Scientific Reports*, 10, 38 (2020).

Tener antecedentes de estrés crónico en edades tempranas, provocado por traumas o adversidad en la infancia, puede aumentar la susceptibilidad a enfermedades hepáticas en la edad adulta. Un metaanálisis mostró que individuos con eventos significativos adversos en la niñez tenían entre 2 y 7 veces más riesgo de desarrollar enfermedad hepática en la vida adulta. De hecho, estudios en modelos animales respaldan un mecanismo epigenético: los ratones expuestos a separación materna neonatal exhibieron mayor propensión a hígado graso en la edad adulta, al parecer mediado por cambios epigenéticos como la sobreexpresión del receptor CD36 en los hepatocitos.

¿Qué podemos hacer para modular el estrés crónico?

No hay una respuesta sencilla. Vivimos en una sociedad que ha normalizado el estrés crónico. No hablo de picos agudos de estrés —para los que el organismo está bien diseñado para responder adecuadamente—, sino de una activación sostenida provocada por ritmos acelerados, hiperconectividad, exigencia constante, multitarea, incertidumbre y escasos espacios reales de descanso y desconexión del mundo exterior. Vivimos la mayor parte del tiempo en la mente y nos hemos desconectado del cuerpo al que sólo escuchamos cuando nos grita en forma de enfermedad.

En este contexto, modular el estrés crónico no significa irse a vivir a un monte aislado del mundo, algo poco realista, sino ayudar al organismo a recuperar su capacidad de regulación.

Regular el sistema nervioso autónomo como punto de partida

Éste debería ser el primer nivel de intervención. El estrés crónico nos mantiene en una activación constante del sistema simpático, el de la acción (lucha o huida), y esto tiene una repercusión directa, como hemos visto, sobre el intestino, la microbiota y el hígado. Hemos de favorecer el tono parasimpático, el de la relajación, la reparación y la curación. Para ello tenemos herramientas muy sencillas que podemos practicar en el día a día. La respiración diafragmática, la risa, los abrazos, los bostezos, los golpeteos en la zona del esternón, el contacto con la naturaleza, con los animales o los niños. ¿Cuándo fue la última vez que te sentaste a ver el amanecer o el atardecer? ¿Cuál ha sido el último abrazo sentido que has dado? La vida nos ofrece muchas posibilidades.

Cuando el sistema nervioso autónomo se regula, mejora la motilidad intestinal y la hipermeabilidad intestinal, disminuye la inflamación y el hígado trabaja en un entorno metabólico más favorable.

Recuperar los ritmos biológicos en un entorno que los rompe

Hemos visto que este eje es muy sensible al desajuste de los horarios circadianos. Por ello, es necesario restablecer ritmos previsibles en cuanto a las horas de sueño, los horarios de comida y la actividad.

Nutrición y estrés: una relación bidireccional

El estrés crónico altera la mucosa gastrointestinal y aumenta el consumo de micronutrientes implicados en la detoxificación hepática. Dietas muy restrictivas, ayunos prolongados o el consumo excesivo de estimulantes pueden convertirse en estresores añadidos. Debemos recuperar la dieta mediterránea rica en frutas, verduras, cereales integrales, legumbres, lácteos fermentados, frutos secos, pescado y huevos.

Reducir la carga mental sostenida

Uno de los mayores estresores de nuestra sociedad es la hiperestimulación cognitiva constante. El cerebro interpreta la ausencia de pausas como una amenaza continua. Debemos introducir espacios reales de desconexión, reducir la multitarea, permitir momentos de «no productividad», en definitiva, momentos de vivir el estado presente.

Modular el estrés crónico no consiste en hacer más, sino en dejar de forzar un organismo que lleva demasiado tiempo adaptándose. En una sociedad que vive acelerada, regular el estrés no es un lujo; es una intervención terapéutica fundamental para una buena salud de nuestro eje intestino-hígado-cerebro. Te invito a profundizar en el tema con el libro *Estimula tu nervio vago* de Antonio Valenzuela, lectura imprescindible para todos «los estresados».

8.4. Sueño, ritmos circadianos y salud hepática

Los ritmos circadianos son ciclos biológicos endógenos de 24 horas que regulan los procesos fisiológicos y conductuales, incluyendo el ciclo sueño-vigilia, la liberación de hormonas, el metabolismo energético y la respuesta inmunitaria. Todos tenemos estos ritmos, definidos por un reloj interno, una especie de marcapasos cuya función es que se mantengan lo más estables posible.

En los mamíferos, ese marcapasos circadiano central reside en el núcleo supraquiasmático (NSQ) del hipotálamo, un conjunto de aproximadamente 20.000 neuronas que genera ritmicidad autónoma y sincroniza los relojes periféricos del organismo. El NSQ se alinea con el exterior a través de la luz: recibe señales luminosas desde la retina y ajusta el reloj interno al ciclo día-noche. De este modo se orquestan los ritmos diarios y se sincronizan los relojes periféricos en casi todos los órganos. Aunque tú no te des cuenta, cada parte de tu cuerpo se adapta a esos horarios. Por ejemplo, el hígado presenta variaciones diurnas en la expresión de genes de metabolismo de la glucosa, de los lípidos y la detoxificación, mientras que el intestino cambia su motilidad, la absorción de nutrientes y la permeabilidad de la mucosa.

Los sistemas nervioso y endocrino actúan como vías efectoras de los relojes circadianos; en otras palabras, transmiten información del NSQ a los tejidos para que todo tu cuerpo sepa qué «hora circadiana» es. El NSQ regula la liberación cíclica de melatonina por la glándula pineal durante la noche (para inducir el sueño) y el ritmo de secreción del cortisol por la mañana (para despertarnos y ponernos en marcha). La melatonina sigue un perfil nocturno con picos en la oscuridad, además de modular funciones gastrointestinales como la motilidad y la secreción ácida. El cortisol, por su parte, alcanza su pico al amanecer, cuando prepara al organismo para la actividad diurna al aumentar la presión arterial, la glucemia y la respuesta inmune.

Estos ritmos hormonales, junto con señales del sistema nervioso autónomo, transmiten información temporal a los órganos periféricos. Factores como los horarios de alimentación, la temperatura corporal y la actividad física también funcionan como sincronizadores para los tejidos periféricos, en especial en órganos como el hígado y el intestino. Por ejemplo, el horario de las comidas es un potente sincronizador del reloj hepático e intestinal, porque la ingestión de alimentos activa señales químicas como la insulina, el GLP-1 y la secretina, que ajustan los relojes periféricos al margen del NSQ. Así, se crean dos escenarios biológicos posibles:

- En personas con patrones de alimentación regulares durante el día, las funciones hepática e intestinal se anticipan a la llegada de nutrientes mejorando la eficiencia metabólica.
- En personas que comen a deshoras o durante la noche, se desincronizan sus relojes periféricos del ciclo central luz-oscuridad.

Cuando se altera nuestra salud del sueño, no sólo nos enfrentamos a sentirnos algo más cansados al levantarnos. Además de recuperar la energía, durante el sueño nocturno ocurren importantes procesos de reparación tisular y sucede la consolidación de la memoria, porque es cuando procesamos los eventos del día. Las etapas del sueño (sueño profundo y fase REM) siguen ciclos de noventa minutos a lo largo de la noche, que influyen en la liberación pulsátil de hormonas, como la hormona de crecimiento, y modulan la actividad del eje hipotálamo-hipófisis-adrenal. Un sueño nocturno suficiente (7 u 8 horas en el adulto) contribuye a mantener la homeostasis metabólica e inmunológica.

¿Cómo se relacionan la microbiota intestinal y los ritmos circadianos?

Cuando el reloj interno se desajusta por la exposición nocturna a la luz, trabajos de turno de noche, cambio de zona horaria o insomnio crónico, se produce una alteración de los ritmos circadianos con afectación del eje hígado-intestino-microbiota. La relación entre el reloj circadiano y la microbiota intestinal es bidireccional: así como el ritmo circadiano influye en la comunidad microbiana del intestino, la microbiota y sus metabolitos pueden a su vez modular nuestros relojes biológicos.

En condiciones normales, la microbiota tiene oscilaciones diarias. Por ejemplo, se ha documentado en ratones que ciertas bacterias como *Lactobacillus* y *Bacteroidetes* aumentan en abundancia durante la fase activa, es decir, cuando se los alimenta, y disminuyen durante el ayuno. También hay variaciones en la producción de metabolitos como los ácidos grasos de cadena corta. Estas fluctuaciones están sincronizadas sobre todo por el ciclo de alimentación del animal y por señales hormonales. Así, sabemos que el reloj central (NSQ) de estos ratones coordina indirectamente los ritmos de la microbiota a través de la regulación de comportamientos y de la secreción hormonal circadiana (cortisol, melatonina). También se ha comprobado que, si se invierten los horarios de comida alimentando a los ratones durante su período de descanso, la oscilación de la microbiota se desfasa respecto al ciclo día-noche. Una alteración como ésta puede conducir a una disbiosis y a una menor diversidad microbiana.

Por otro lado, la microbiota envía señales de vuelta al sistema circadiano a través de sus metabolitos, que actúan como señales moleculares. Los ácidos grasos de cadena corta, por ejemplo, pueden influir en la expresión de genes en los órganos periféricos. El butirato y otros AGCC tienen la capacidad de alterar la fase circadiana en las células intestinales y hepáticas, posiblemente inhibiendo histonas deacetilasas (HDAC) y activando receptores acoplados a la proteína G en el intestino que tienen su propio ciclo de expresión circadiano. En un estudio con ciclos de luz intermitente, para simular un desajuste circadiano, se observó que aumentaba la concentración de AGCC y había una mayor abundancia de bacterias productoras de butirato. Estos cambios se correlacionaban con cambios en la expresión de genes en el «reloj» del hígado y de la mucosa cecal. Esto sugiere un mecanismo de retroalimentación, lo que significa que, cuando se altera la microbiota por un estrés circadiano, ésta responde produciendo metabolitos que intentan resincronizar los relojes periféricos.

Cuando el diálogo entre la microbiota y el reloj circadiano es armónico, con patrones regulares de sueño y comidas, la microbiota y el hígado se benefician y son capaces de optimizar la digestión y el metabolismo. En cambio, cuando se altera el ritmo circadiano porque hay horarios irregulares de trabajo, fiesta o insomnio, la microbiota pierde su sincronía. Cuando esto sucede, disminuyen los metabolitos beneficiosos y pueden emerger especies oportunistas, lo que a su vez perpetúa la disrupción circadiana y la inflamación sistémica de bajo grado en un círculo vicioso.

Sueño y salud hepática

Como ves, la calidad del sueño influye de forma directa en muchos procesos biológicos y es un factor determinante en nuestra salud general. Así es como el sueño se relaciona con algunas patologías concretas.

Duración del sueño y riesgo de hígado graso

Un estudio epidemiológico con más de 12.000 adultos en Japón descubrió que quienes dormían menos de cinco horas por la noche tenían mayor prevalencia de enfermedad hepática grasa, en comparación con aquellos que dormían más de siete horas. Dicha asociación persistió tras ajustar factores como la edad, el IMC y los hábitos dietéticos, lo que sugiere que un sueño escaso es un factor de riesgo para MASDL.

Calidad del sueño y fibrosis hepática

¿Sabías que los pacientes con MASLD suelen referir sueño de mala calidad e insomnio? Un estudio de randomización mendeliana mostró que el insomnio se relaciona causalmente con niveles elevados de ALT, AST y mayor contenido de grasa hepática (Zong *et al.*).[19] Además, un estudio observacional transversal en población general de la investigadora Mariana Verdelho Machado constató que la mala calidad del sueño y su menor duración se correlacionan con mayor rigidez hepática y elevación de transaminasas.[20]

Apnea obstructiva del sueño (AOS) e hígado graso

La evidencia clínica vincula muy de cerca la AOS con la progresión de la enfermedad hepática grasa. Dos metaanálisis

19. Zong, G., *et al.*, «Association of sleep patterns and disorders with metabolic dysfunction-associated steatotic liver disease and liver fibrosis in contemporary American adults», *Annals of Hepatology*, 30, 2 (2025).

20. Verdelho Machado, M., «Circadian deregulation: Back facing the sun toward metabolic dysfunction-associated steatotic liver disease (MASLD) development», *Nutrients*, 16 (2024).

(Musso *et al.*, 2013, y Jin *et al.*, 2018) han mostrado que, si hay apnea obstructiva del sueño, también hay dos veces más riesgo de tener esteatohepatitis y fibrosis.[21] Incluso en ausencia de obesidad, los pacientes con AOS tienen hígados más grasos que los de los controles, y se constata un gradiente: a mayor severidad de la AOS, más severa es la esteatosis y la fibrosis.

Cronotipo y horarios de sueño

Un estudio reciente (Xing *et al.*, 2024) con 39.000 individuos reveló que las personas con cronotipo intermedio o vespertino (que tienden a comer y dormir más tarde) presentan un riesgo aumentado de MASLD en comparación con el cronotipo matutino.[22] Además, se observó que una mayor duración del sueño, dentro de parámetros saludables, se asociaba con menor riesgo de desarrollar esta enfermedad. En personas con síndrome metabólico, los efectos adversos del cronotipo tardío sobre el hígado fueron aún más pronunciados.

Todos estos ejemplos subrayan que la relación entre el sueño, los ritmos circadianos y la salud hepatointestinal condiciona nuestra salud general. No quedan dudas: mantener la

21. Musso, G., *et al.*, «Association of obstructive sleep apnoea with the presence and severity of non-alcoholic fatty liver disease. A systematic review and meta-analysis: OSAS and NAFLD», *Obesity Reviews*, 14 (2013), pp. 417-431; y Jin, S., Jiang, S., y Hu, A., «Association between obstructive sleep apnea and non-alcoholic fatty liver disease: A systematic review and meta-analysis», *Sleep and Breathing*, 22, 3 (2018), pp. 841-851.

22. Xiaolong, Xing, *et al.*, «Combined effects of sleep timing and nighttime sleep duration on non-alcoholic fatty liver disease», *Preventive Medicine*, 187 (2024).

sincronía circadiana se traduce en beneficios para la salud intestinal y hepática.

Figura 8.1. Eje hígado-intestino-microbiota y sueño

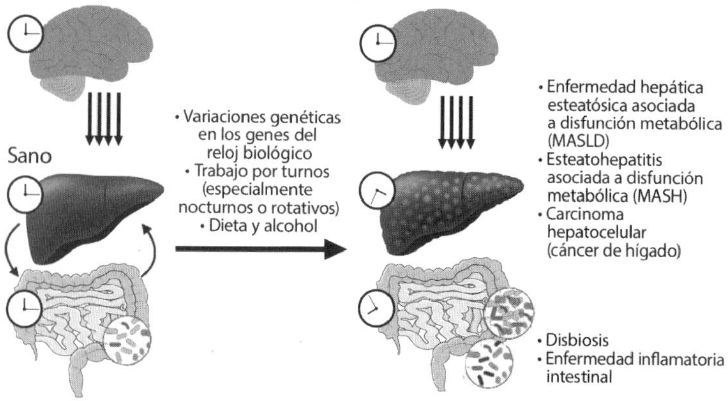

Nota: La imagen explica que cuando los relojes biológicos del cerebro, el hígado y el intestino se desajustan (por culpa de la genética, el trabajo nocturno o la mala alimentación), se rompe el equilibrio y aparecen enfermedades metabólicas e inflamatorias graves.
Fuente: Adaptado a partir de Ferrell, J. M., «Circadian rhythms and inflammatory diseases of the liver and gut», *Liver Research*, 7, 3 (2023), pp 196-206.

Recomendaciones para mejorar el sueño

Como acabamos de ver, dormir bien no es sólo una cuestión de descanso, sino un proceso fisiológico activo y reparador que influye directamente en la función hepática, el metabolismo energético, la inmunidad y la composición de la microbiota intestinal. Cuidar el sueño es clave, y podemos hacerlo aplicando las siguientes recomendaciones prácticas que te ayudarán a mantener la sincronía circadiana que sustenta la salud metabólica y hepática.

- Mantener un horario de sueño regular
- Cuidar la higiene del sueño y el ambiente de descanso
- Alinear los horarios de comida con los ritmos circadianos
- Hacer actividad física durante el día
- Aprender a manejar los trastornos del sueño

Mantener un horario de sueño regular

Asegura un ciclo sueño-vigilia estable acostándote y levantándote a la misma hora cada día, incluidos los fines de semana y durante las vacaciones. Esa rutina reforzará la sincronización con el reloj circadiano central. Además, un sueño nocturno de 7 u 8 horas de buena calidad optimiza los ritmos hormonales (cortisol, melatonina) que regulan a su vez el metabolismo.

Cuidar la higiene del sueño y el ambiente de descanso

Tu dormitorio debería ser un santuario oscuro y silencioso, con una temperatura entre 17 y 19 grados. Dentro y fuera de él, limita la exposición a la luz azul de las pantallas dos horas antes de acostarte. Establece una rutina relajante a la hora de irte a dormir, con actividades como lectura, meditación o un baño. Cenar temprano y ligero y evitar los estimulantes como la cafeína a partir del mediodía también son medidas que mejorarán tu higiene del sueño.

Alinear los horarios de comida con los ritmos circadianos

Asegura un patrón de alimentación diurno con una cena ligera temprana 2 o 3 horas antes de irte a dormir y una ventana de alimentación de entre 10 y 12 horas durante el día. Estas recomendaciones te servirán para resincronizar tus relojes periféricos, moderar la sensibilidad a la insulina, combatir la esteatosis hepática, mejorar el perfil microbiológico intestinal y reducir la permeabilidad intestinal y la endotoxemia metabólica.

Hacer actividad física durante el día

La actividad física durante las horas de luz puede ayudar a ajustar los ritmos circadianos, mejorar la sensibilidad a la insulina e incrementar la calidad del sueño. Además, el ejercicio favorece la motilidad intestinal y enriquece la composición de la microbiota intestinal.

Aprender a manejar los trastornos del sueño

No dormir bien no es normal. Saber identificar y tratar adecuadamente la apnea obstructiva del sueño, el insomnio crónico o el síndrome de piernas inquietas resulta clave. En el caso de la apnea, existen tratamientos como la presión positiva continua en las vías respiratorias (CPAP) que, además de mejorar la oxigenación nocturna, se ha asociado con una disminución de las transaminasas y los marcadores de inflamación. La máquina CPAP es un dispositivo médico que mantiene un flujo constante de aire a presión que se suministra a través de una mascarilla que cubre la nariz o la nariz y la boca.

Para el insomnio, pueden resultar eficaces intervenciones como la terapia cognitivoconductual, técnicas de relajación o la meditación. Además, se puede valorar el uso de melatonina exógena y fitoterapia como melisa, valeriana, pasiflora y manzanilla.

8.5. Recomendaciones prácticas para la vida diaria

Usa esta lista resumida de recomendaciones para consultar qué puedes hacer en tu día a día para cuidar el eje hígado-intestino-microbiota.

Respeta los ritmos circadianos

- Duerme de 7 a 8 horas diarias y trata de respetar siempre el mismo horario.
- Exponte a la luz natural cuando te levantes para activar el reloj biológico.
- Evita las pantallas 1 o 2 horas antes de irte a dormir.
- Evita cenar tarde. Lo mejor es que lo hagas antes de que anochezca y entre 2 y 3 horas antes de irte a dormir.
- Realiza actividad física durante el día, sobre todo por la mañana. Si es por la tarde, hazlo antes de las 19 horas.

Sigue una alimentación crononutricional y antiinflamatoria

- Haz 3 comidas al día con una ventana de alimentación de 10-12 horas.

- Evita alimentos ultraprocesados, alcohol, refrescos y grasas trans.
- Incluye en tu dieta alimentos con polifenoles como los frutos del bosque, el aceite de oliva virgen extra, el té verde, las uvas rojas, la granada y el cacao puro.
- Consume fibra prebiótica diaria con alimentos como calabaza, zanahoria, copos de avena, plátano verde, yuca, boniato y patata enfriada.
- Utiliza especias y hierbas aromáticas como cúrcuma, romero, jengibre, comino, ajo, curry o pimienta negra, entra otras, para elaborar tus platos.

Cuida tu microbiota intestinal

- Incorpora en tu dieta fermentados naturales como kéfir, yogur, chucrut, kimchi, tempeh, miso, *natto*.
- Evita antibióticos innecesarios y fármacos agresivos para la microbiota (IBP, AINE).
- Observa tu salud digestiva fijándote en la regularidad intestinal, los gases, la hinchazón intestinal o la reactividad alimentaria.
- Asegura una buena hidratación diaria (agua y electrolitos) bebiendo entre 1,5 y 2 litros de agua y agua de mar.

Optimiza el eje hígado-intestino

- Reduce el estrés crónico con actividades como *mindfulness*, coherencia cardíaca, terapia cognitivo conductual, terapia neural, acupuntura o paseos por la naturaleza.
- Incluye infusiones para hígado e intestino, como las

de diente de león, boldo, alcachofera, cardo mariano, manzanilla, melisa o jengibre.

- Bebe agua tibia con limón en ayunas + AOVE para favorecer el flujo biliar y la motilidad.

Conclusión

A lo largo de las páginas de este libro hemos emprendido un viaje juntos que ahora llega a su fin. En el trayecto hemos desvelado los misterios del hígado, ese incansable laboratorio químico que trabaja sin descanso; hemos explorado el intestino, una autopista de doble sentido que conecta nuestro mundo interior con el exterior, y nos hemos sumergido en el vasto y fascinante universo de la microbiota, donde hemos conocido a los miles de millones de «compañeros de viaje» que habitan en ella.

Espero que llegues al final de este trayecto habiendo comprendido que el hígado, el intestino y la microbiota son tres miembros de una orquesta perfectamente sincronizada, los actores de una obra de teatro en la que la salud es el guion y tú eres el director. La verdadera magia reside en la comunicación incesante entre ellos, un diálogo que se establece a través de señales químicas, hormonas, neurotransmisores, citocinas y otros metabolitos que desempeñan un papel clave en la homeostasis del eje hígado-intestino-microbiota.

No obstante, este conocimiento no debe quedarse en la teoría. Cada decisión que tomas a lo largo del día resuena en este ecosistema interno. Imagina que tu cuerpo es un jardín: cada alimento que eliges es una semilla que siembras;

cada hora de sueño, un abono para la tierra; cada movimiento, un rayo de sol, y cada momento en calma, un riego que aportas para que todo crezca sano y robusto.

Sin embargo, aun sabiendo esto, la vida moderna nos empuja a menudo a elegir lo fácil: alimentos procesados, sedentarismo, pantallas, desconexión con la naturaleza, falta de sueño... Pero ahora sabes que estas elecciones tienen un precio: un precio que paga tu intestino, cuya barrera se vuelve porosa y deja entrar tóxicos a tu interior; un precio que paga tu microbiota, que se altera y desequilibra, y un precio que paga tu hígado, que se ve obligado a trabajar horas extra para depurar y eliminar esos excesos.

Espero que este viaje te haya permitido abrir los ojos a la increíble interconexión que existe en tu interior. La próxima vez que te sientes a comer, recuerda que, según lo que elijas, estarás alimentando a unas u otras bacterias intestinales, y que tu jardín puede llenarse de rosas, margaritas y claveles o de malas hierbas que invaden y destruyen su alrededor.

Este libro busca generar conciencia. Escucha a tu cuerpo, aprende a descifrar las señales que te envía a través del hambre, la saciedad, el cansancio o el sueño, nutre tu ecosistema y busca el equilibrio. No se trata de hacer una dieta estricta o un plan de ejercicio inalcanzable: se trata de establecer un compromiso contigo mismo, un acto de amor hacia tu persona. No eres un espectador pasivo de tu salud; eres un jardinero, y ahora tienes en tus manos las herramientas para cultivar un terreno fértil. Tu jardín es tu salud, y cuidarlo te permitirá conservarla durante el resto de tu vida.

Deseo que este conocimiento te acompañe y te empodere.

Agradecimientos

Escribir este libro ha sido un viaje largo, intenso y profundamente transformador. Un viaje que empezó en el hígado, sí, pero que me ha llevado inevitablemente a las personas.

Gracias, Silvia, por creer en este proyecto incluso cuando todavía era sólo una idea difusa, llena de esquemas, notas al margen y demasiadas preguntas. Tener una agente literaria que entiende no sólo los libros, sino también a las personas que los escriben, es un regalo.

Gracias a Carola, mi editora, por tu rigor, tu claridad y tu capacidad para ver el libro que podía ser cuando yo todavía estaba demasiado dentro de él. Has sabido acompañar sin imponer, ordenar sin apagar la voz, y eso es un arte. Gracias, María, por ayudarme a aterrizar cada concepto, cada capítulo y cada idea a un lenguaje más didáctico y accesible, sin perder profundidad con el mismo entusiasmo que yo lo he escrito. Si este libro se entiende, es en gran parte gracias a ti. Y gracias, Carla, por el nivel de detalle de tu revisión, por cuidar cada palabra y por el compromiso con la calidad de este libro.

Gracias, Marta Martín, hepatóloga y revisora del libro, por aportar ciencia, criterio y honestidad clínica. Por revisar con lupa, por cuestionar cuando tocaba y por sumar desde el respeto y la experiencia. Este libro es mejor porque tú estuviste ahí.

Gracias a mis pacientes. Este libro no existiría sin vosotros. Cada consulta, cada historia, cada «no entiendo qué me pasa» ha sido una lección. Sois el recordatorio constante de que el arte de la medicina empieza con la escucha empática de los pacientes. Como decía Hipócrates: «Es más importante saber qué persona tiene la enfermedad, que qué enfermedad tiene la persona». Este libro nace exactamente de ahí.

Gracias a mis amigas, por sostenerme en los silencios, por recordarme que hay vida más allá del trabajo y el estudio, y por acompañarme incluso cuando estaba físicamente presente pero mentalmente escribiendo. Sois parte de mi familia.

Gracias, Sarai, por tu mirada limpia y por enseñarme cada día que el cuerpo y la vida no se explican sólo desde la biología. Eres mi mejor recordatorio de por qué intento hacer las cosas con sentido y con corazón.

Gracias a mi esposo Luis, por la paciencia infinita, por sostenerme cuando estaba cansada, por respetar mis tiempos y mis silencios, y por recordarme —cuando hacía falta— que también hay que vivir. Nada de esto sería posible sin ese sostén invisible que no se ve en los libros, pero que lo hace todo posible.

Gracias a ti, papá, porque desde el Cielo sigues inspirándome cada día a ser mi mejor versión. En ti tuve el ejemplo de lo que significa ser médico desde el corazón.

Este libro habla del hígado, pero en el fondo habla de equilibrio, de adaptación y de humanidad. Platón decía que «el mayor error en el tratamiento de las enfermedades es que hay médicos para el cuerpo y médicos para el alma, cuando ambas cosas no pueden separarse». Ojalá estas páginas sirvan para acercarnos un poco más a esa mirada integradora, donde el cuerpo no se trata como una máquina aislada, sino como parte de una vida compleja, imperfecta y profundamente humana.

Glosario de términos médicos

A

Acetato: ácido graso de cadena corta (AGCC) derivado de la fermentación bacteriana de fibras solubles en el colon. Sirve como sustrato energético para múltiples tejidos periféricos y regula vías metabólicas como la lipogénesis hepática y la gluconeogénesis. Interviene en la señalización del eje intestino-cerebro a través de receptores GPR43 y GPR41.

Ácidos biliares: moléculas anfipáticas sintetizadas en el hígado a partir del colesterol y conjugadas con glicina o taurina. Facilitan la emulsificación de grasas y modulan el metabolismo energético mediante la activación de receptores nucleares FXR (farnesoide X receptor) y TGR5. Participan en la comunicación intestino-hígado-microbiota a través del eje enterohepático.

Ácidos grasos de cadena corta (AGCC): metabolitos bacterianos con funciones inmunorreguladoras, epigenéticas y metabólicas, de los que los más importantes son el acetato, el propionato y el butirato. Favorecen la integridad de la mucosa intestinal, disminuyen el pH luminal y regulan la inflamación sistémica.

Acidosis metabólica: condición caracterizada por la disminución del pH sanguíneo (< 7,35) debido al acúmulo de ácidos orgánicos o a la pérdida de bicarbonato. En el contexto hepático, refleja detoxificación insuficiente o metabolismo de ácidos grasos y aminoácidos.

***Akkermansia muciniphila*:** bacteria mucinolítica anaerobia estricta, perteneciente al filo *Verrucomicrobia*. Degrada mucina y estimula su síntesis, fortaleciendo la barrera intestinal. Su abundancia se correlaciona negativamente con la resistencia a la insulina, la inflamación hepática y la obesidad.

Alcalosis respiratoria: elevación del pH sanguíneo (> 7,45) causada por hiperventilación y eliminación excesiva de CO_2. En fases de estrés agudo, puede acompañarse de vasoconstricción cerebral y alteraciones electrolíticas.

Amoníaco (NH_3): metabolito tóxico del catabolismo proteico y bacteriano. Es convertido en urea en el hígado mediante el ciclo de la ornitina. En hepatopatías o disbiosis proteolítica, su acumulación genera neurotoxicidad y contribuye a la encefalopatía hepática.

Antioxidantes: moléculas endógenas o exógenas que neutralizan especies reactivas de oxígeno (ROS), entre las que se incluyen el glutatión, el superóxido dismutasa, la catalasa, las vitaminas C y E, el selenio y los polifenoles. Su deficiencia favorece el estrés oxidativo y la progresión de la esteatohepatitis.

Astrocito: es un tipo de célula glial del sistema nervioso central. No transmite impulsos eléctricos como las neuronas, pero es esencial para su funcionamiento, protección y regulación. Participa en procesos inflamatorios y de reparación del tejido nervioso.

B

Barrera intestinal: estructura multicapa que incluye el epitelio intestinal, la mucina, las uniones estrechas (*tight junctions*) y el sistema inmunitario asociado (GALT). Su función es impedir el paso de antígenos y endotoxinas hacia la circulación portal. La disfunción de esta barrera genera endotoxemia metabólica y contribuye al síndrome hepatointestinal.

***Bifidobacterium* spp.:** género de bacterias grampositivas anaerobias, productoras de ácido láctico y acético. Promueven un pH intestinal ácido, sintetizan vitaminas del grupo B y estimulan la producción de butirato. Su reducción se asocia a disbiosis, estreñimiento y resistencia a la insulina.

Bilirrubina: pigmento biliar derivado del catabolismo del grupo hemo. En condiciones normales es conjugada en el hígado y excretada por bilis. Un nivel elevado en sangre indica colestasis o daño hepatocelular.

Butirato: AGCC producido por bacterias como *Faecalibacterium prausnitzii* y *Roseburia* spp. Nutre a los colonocitos, modula la respuesta inmune (a través de IL-10 y Treg), y actúa como inhibidor de histona desacetilasas (HDAC), regulando la expresión génica y reduciendo la inflamación.

C

Cardo mariano (*Silybum marianum*): planta hepatoprotectora cuyo principio activo, la silimarina, estabiliza las membranas hepatocitarias, estimula la síntesis de glutatión y favorece la regeneración celular. La evidencia clínica sugiere beneficio en MASLD y hepatotoxicidad inducida por fármacos.

Catecolaminas: neurotransmisores derivados de la tirosina (adrenalina, noradrenalina, dopamina) implicados en la respuesta al estrés. Incrementan la lipólisis, la gluconeogénesis y el metabolismo oxidativo. Un exceso sostenido en el tiempo induce resistencia insulínica e inflamación sistémica.

Células de Kupffer: macrófagos residentes en el hígado que fagocitan desechos y patógenos del sistema portal. Producen citoquinas proinflamatorias (TNF-α, IL-6) durante la lesión hepática.

Células estrelladas hepáticas: células perisinusoidales que almacenan vitamina A. Ante estímulos inflamatorios, se transforman en miofibroblastos productores de colágeno, lo que las convierte en las principales responsables de la fibrosis hepática.

Ciclo enterohepático: proceso de recirculación de ácidos biliares y otras sustancias entre el hígado y el intestino. Un 95 por ciento de los ácidos biliares son reabsorbidos y reciclados, mientras que el 5 por ciento restante (≈ 0,3 - 0,6 g/día) se pierde en heces.

Colestasis: trastorno del flujo biliar intra o extrahepático. Cursa con prurito, ictericia, aumento de fosfatasa alcalina (FA) y elevación de la enzima GGT.

Colina: nutriente lipotrópico esencial para la síntesis de fosfatidilcolina. Su déficit interrumpe la exportación de lipoproteínas VLDL y contribuye a la esteatosis hepática.

Cortisol: glucocorticoide secretado por la corteza suprarrenal. Regula el metabolismo energético y la respuesta al estrés. La exposición crónica favorece adiposidad central, disbiosis y MASLD.

D

***Desmodium adscendens*:** planta hepatoprotectora con efecto colerético y estabilizador de membranas. Mejora la eliminación de bilis y reduce la inflamación hepática.

Detoxificación hepática: conjunto de reacciones bioquímicas que convierten los xenobióticos lipofílicos en compuestos hidrosolubles. En la fase 1 (oxidación), el citocromo P450 genera metabolitos reactivos. En la fase 2 (conjugación), se producen la glucuronidación, la sulfatación, la metilación y la acetilación para facilitar la excreción biliar o renal.

Disbiosis intestinal: alteración de la composición y funcionalidad microbiana intestinal. En ella disminuyen las bacterias beneficiosas y aumentan las proteobacterias y metabolitos tóxicos (amoníaco, aminas biogénicas). Se asocia con inflamación crónica y MASLD.

Drenaje hepático: concepto fisioterapéutico que designa la estimulación del flujo biliar y la eliminación de metabolitos a través de fitoterapia depurativa, con cardo mariano, boldo, alcachofa o diente de león.

E

Endotoxemia metabólica: condición en la que los lipopolisacáridos (LPS) bacterianos atraviesan una barrera intestinal permeable y acceden a la circulación portal. Activan receptores TLR4 en el hígado, generando inflamación y resistencia a la insulina.

Enfermedad esteatósica hepática asociada a disfunción metabólica (MASLD): depósito excesivo de triglicéridos hepáticos asociado a disfunción metabólica. Es la principal causa de enfermedad hepática crónica a nivel mundial, conocida comúnmente como «hígado graso no alcohólico».

Enterocitos: células del epitelio intestinal que absorben nutrientes y participan en la inmunovigilancia. Utilizan el butirato como fuente energética preferente.

Enzimas hepáticas (ALT, AST, GGT, FA): biomarcadores séricos del daño hepatocelular o colestásico. Si se detectan elevaciones persistentes, éstas sugieren esteatohepatitis o fibrosis.

Estrés oxidativo: exceso de ROS y nitrógeno reactivo (RNS) que supera la capacidad antioxidante celular y desencadena peroxidación lipídica y daño al ADN mitocondrial.

F

***Faecalibacterium prausnitzii*:** bacteria comensal dominante en el colon, gran productora de butirato. Ejerce efecto antiinflamatorio vía IL-10 y NF-κB. Su reducción se observa en colitis, MASLD y depresión.

Fibrosis hepática: acumulación patológica de matriz extracelular (colágeno tipo I y III) como respuesta al daño crónico. Puede revertirse en estadios iniciales mediante control de la inflamación.

Fitoterapia: uso de extractos vegetales con acción farmacológica (hepatoprotectora, antiinflamatoria o digestiva), como son el cardo mariano, el *Desmodium*, la alcachofa, el romero o la cúrcuma.

G

GALT (*Gut-Associated Lymphoid Tissue*): componente inmunitario intestinal que incluye placas de Peyer, linfocitos intraepiteliales y tejido linfoide difuso. Es responsable del 70 por ciento de la inmunidad del organismo.

GGT (Gamma-glutamil transferasa): enzima asociada a la membrana hepatobiliar. Si hay elevaciones persistentes, éstas reflejan colestasis o consumo excesivo de alcohol.

Gluconeogénesis: ruta metabólica hepática que genera glucosa a partir de lactato, glicerol o aminoácidos. Se activa durante el ayuno o por la resistencia a la insulina.

Glutatión (GSH): tripéptido formado por los aminoácidos glicina, cisteína y glutamato, y con un potente poder antioxidante. Es fundamental en la detoxificación hepática (fase 2) y en la neutralización de radicales libres.

H

Hepatocito: unidad funcional del hígado. Participa en el metabolismo de lípidos, la síntesis proteica (albúmina, factores de coagulación) y la detoxificación.

***Hericium erinaceus*:** hongo medicinal con efectos neurotróficos e intestinales. Estimula la regeneración de la mucosa intestinal y modula el eje intestino-cerebro.

Hígado graso metabólico (MASLD): depósito excesivo de triglicéridos hepáticos asociado a disfunción metabólica. Es la principal causa de enfermedad hepática crónica a nivel mundial, conocida comúnmente como «hígado graso no alcohólico».

Homeostasis: equilibrio dinámico del medio interno. Implica la regulación del pH, la glucemia, la temperatura y la presión osmótica.

I

Inflamación crónica de bajo grado: respuesta inmunitaria persistente y subclínica mediada por citoquinas (IL-6, TNF-α, CRP). Está en la base del síndrome metabólico, la aterosclerosis y el MASLD.

Insulina: hormona pancreática anabólica que facilita la captación de glucosa en tejidos. La resistencia a la insulina promueve lipogénesis hepática y esteatosis.

Intestino permeable: aumento patológico de la permeabilidad paracelular por alteración de las uniones estrechas de la barrera intestinal (occludina, claudina). Permite el paso de LPS y toxinas al sistema portal.

Inulina: fibra prebiótica soluble presente en achicoria, ajo o cebolla. Favorece el crecimiento de *Bifidobacterium* y la producción de AGCC.

L

***Lactobacillus* spp.:** bacterias ácido-lácticas con efecto probiótico. Producen ácido láctico, modulan la inmunidad y compiten con patógenos intestinales.

Lipoproteínas (HDL, LDL, VLDL): complejos lipídico-proteicos encargados del transporte de colesterol y triglicéridos. Si existen niveles alterados, éstos reflejan disfunción metabólica y riesgo cardiovascular.

LPS (Lipopolisacáridos): endotoxinas bacterianas de gramnegativos. Su translocación activa TLR4 y desencadena inflamación hepática.

Luteína: carotenoide antioxidante presente en verduras de hoja verde. Su absorción mejora con grasa saludable, como AOVE o aguacate.

M

Magnesio: cofactor de más de 300 reacciones enzimáticas. Regula el metabolismo energético, la relajación muscular y la integridad intestinal.

MASLD (*Metabolic dysfunction-Associated Steatotic Liver Disease*): nuevo término que sustituye a NAFLD o «enfermedad del hígado graso no alcohólico». MASLD incluye esteatosis hepática asociada a resistencia a la insulina, obesidad o dislipemia, independientemente del consumo de alcohol.

MASH (*Metabolic dysfunction-Associated Steatohepatitis*): forma avanzada de MASLD con inflamación lobulillar y balonización hepatocelular, que presenta riesgo de fibrosis y cirrosis.

Micoterapia: uso clínico de hongos medicinales (*reishi, maitake, Cordyceps, Hericium*) con propiedades adaptógenas, inmunomoduladoras y hepatoprotectoras.

Microbiota intestinal: ecosistema microbiano del tracto digestivo. Interactúa con el huésped mediante metabolitos (AGCC, vitaminas, poliaminas) y modula el eje intestino-hígado-cerebro.

Micronutrición: rama que optimiza la función celular mediante el aporte de vitaminas, minerales y oligoelementos implicados en reacciones metabólicas y antioxidantes.

O

Omega 3 (EPA, DHA): ácidos grasos poliinsaturados de cadena larga con efecto antiinflamatorio. Reducen los triglicéridos, mejoran la sensibilidad insulínica y atenúan la esteatosis hepática.

Oxidación mitocondrial: proceso de β-oxidación de ácidos grasos en las mitocondrias. Su alteración contribuye a la acumulación lipídica hepática y a la disfunción energética.

P

Permeabilidad intestinal: capacidad de la mucosa intestinal para permitir el paso selectivo de nutrientes y bloquear patógenos. Su aumento causa inflamación sistémica.

pH intestinal: medida de acidez del contenido colónico. Un pH entre 5,5 y 6,5 favorece los AGCC y la microbiota eubiótica, mientras que un pH mayor que 7,0 indica fermentación proteica.

Polifenoles: compuestos antioxidantes vegetales como el resveratrol, la curcumina y las catequinas. Regulan la expresión génica y modulan la microbiota y la inflamación hepática.

Probióticos: microorganismos vivos con efectos beneficiosos sobre la microbiota. Las cepas más estudiadas son *Lactobacillus plantarum*, *Bifidobacterium longum* y *Akkermansia muciniphila*.

Propionato: AGCC que actúa como sustrato gluconeogénico y modulador de la saciedad. Participa en la regulación del eje intestino-hígado.

R

***Reishi* (*Ganoderma lucidum*):** hongo adaptógeno inmunomodulador. Reduce la inflamación y protege el hígado mediante triterpenos y polisacáridos β-glucanos.

Resistencia a la insulina: estado metabólico caracterizado por una respuesta reducida de los tejidos a la insulina. Induce hiperinsulinemia, lipogénesis hepática y progresión a MASLD o MASH.

ROS (*Reactive Oxygen Species*): moléculas oxidantes (superóxido, peróxido, radical hidroxilo) que en exceso causan daño a proteínas, lípidos y ADN.

S

Sarcopenia: pérdida de masa y función muscular. En hepatopatías crónicas agrava el pronóstico y aumenta la mortalidad.

SIBO (*Small Intestinal Bacterial Overgrowth*): proliferación bacteriana anómala en el intestino delgado.

Sulfatación: reacción de fase 2 que añade grupos sulfato ($-SO_3$) a xenobióticos, hormonas y fármacos, incrementando su solubilidad y excreción.

T

Transaminasas (ALT, AST): enzimas que catalizan la transferencia de grupos amino. Su aumento en sangre refleja daño hepatocelular.

Triglicéridos: moléculas formadas por glicerol y tres ácidos grasos. Constituyen el principal almacenamiento energético, y con niveles elevados son marcador de disfunción metabólica.

U

Uniones estrechas (*Tight junctions*): complejos proteicos (occludina, claudina, ZO-1) que sellan los enterocitos. Su alteración aumenta la permeabilidad intestinal.

V

Vitamina E: antioxidante liposoluble con eficacia demostrada.

VSG (Velocidad de sedimentación globular): prueba hematológica inespecífica que refleja procesos inflamatorios crónicos. Aumenta en hepatopatías y enfermedades autoinmunes.

Bibliografía

Libros

Whang, Sang, *Reverse Aging*, Harper Collins, Estados Unidos, 1994.
Lynch, Ben, *Limpia tus genes*, Grijalbo, Barcelona, 2018.

Estudios

«American Gastroenterological Association medical position statement: guidelines for the evaluation and management of chronic diarrhea», *Gastroenterology*, 116, 6 (1999), pp. 1461-1463.
Abu Hashim, H., «Potential role of aromatase inhibitors in the treatment of endometriosis», *International Journal of Women's Health*, 6 (2014), pp. 671-680.
Abuhelwa, A. Y., *et al.*, «Alimentos, pH gastrointestinal y modelos de absorción oral de fármacos», *Revista Europea de Farmacia y Biofarmacia*, 112 (2017), pp. 234-248.
Ahadi, M., *et al.*, «A review of non-alcoholic fatty liver disease in non-obese and lean individuals», *Journal of Gastroenterology and Hepatology*, 36, 6 (2021), pp. 1497-1507.
Al-Nakkash, L., y Broderick, T. L., «Cruciferous vegetables, iso-

thiocyanates, and health benefits: A review», Foods, 9, 9 (2020), p. 1151.

Allen, J. M., *et al.*, «Exercise alters gut microbiota composition and function in lean and obese humans», *Medicine and Science in Sports and Exercise*, 50, 4 (2018), pp. 747-757.

Alwahsh, S. M., y Gebhardt, R., «Dietary fructose as a risk factor for non-alcoholic fatty liver disease (NAFLD)», Archives of Toxicology, 91, 4 (2017), pp. 1545-1563.

Baker, C. J., *et al.*, «Effect of exercise on hepatic steatosis: ¿Are benefits seen without weight loss? A systematic review and meta-analysis», *Journal of Diabetes*, 13, 1 (2021), pp. 63-77.

Balunas, M. J., *et al.*, «Natural products as aromatase inhibitors», *Anti-Cancer Agents in Medicinal Chemistry*, 8, 6 (2008), pp. 646-682.

Balunas, M. J., y Kinghorn, A. D., «Natural product compounds with aromatase inhibitory activity: An update», *Planta Medica*, 76, 11 (2010), pp. 1087-1093.

Bantle, J. P., «Dietary fructose and metabolic syndrome and diabetes», *Journal of Nutrition*, 139, 6 (2009), pp. 1263S-1268S.

Basaranoglu, M., *et al.*, «Fructose as a key player in the development of fatty liver disease», *World Journal of Gastroenterology*, 19, 8 (2013), pp. 1166-1172.

Basaranoglu, M., Basaranoglu, G., y Bugianesi, E., «Carbohydrate intake and nonalcoholic fatty liver disease: Fructose as a weapon of mass destruction», *Hepatobiliary Surgery and Nutrition*, 4, 2 (2015), pp. 109-116.

Bautista, J., *et al.*, «Peripheral clocks and systemic zeitgeber interactions: from molecular mechanisms to circadian precision medicine», *Frontiers in Endocrinology*, 16 (2025).

Benabdelkrim, M., Djeffal, O., y Berredjem, H., «GSTM1 and GSTT1 polymorphisms and susceptibility to prostate cancer: A case-control study of the Algerian population», *Asian Pacific Journal of Cancer Prevention*, 19, 10 (2018), pp. 2853-2858.

Bhat, M. A., y Gandhi, G., «Glutathione S-transferase P1 gene polymorphisms and susceptibility to coronary artery disease in a subgroup of North Indian population», *Journal of Genetics*, 96, 6 (2017), pp. 927-932.

Botezelli, J. D., *et al.*, «Fructose consumption and physical exercise: The impact on metabolic síndrome», *Motriz: Revista de Educação Física*, 16, 1 (2009), pp. 231-239.

Bray, G. A., «Energy and fructose from beverages sweetened with sugar or high-fructose corn syrup pose a health risk for some people», *Advances in Nutrition*, 4, 2 (2013), pp. 220-225.

Bray, G. A., y Popkin, B. M., «Calorie-sweetened beverages and fructose: What have we learned 10 years later», *Pediatric Obesity*, 8, 4 (2013), pp. 242-248.

Bustamante, J., et al., «Prognostic significance of hepatic encephalopathy in patients with cirrhosis», *Journal of Hepatology*, 30, 5 (1999), pp. 890-895.

Butterworth, R. F., «The neurobiology of hepatic encephalopathy», *Seminars in Liver Disease*, 16, 3 (1996), pp. 235-244.

Buzzetti, E., *et al.*, «Mechanisms of NAFLD progression to NASH», *Clinics in Liver Disease*, 20, 2, (2016), pp. 303-320.

—, *et al.*, «The multiple-hit pathogenesis of non-alcoholic fatty liver disease (NAFLD)», *Metabolism*, 65, 8 (2016), pp. 1038-1048.

Cantoral, A., *et al.*, «Dietary sources of fructose and its association with fatty liver in Mexican young adults», *Nutrients*, 11, 3 (2019), p. 522.

Carvallo, P., *et al.*, «NAFLD e ingesta de fructosa en altas concentraciones: Una revisión de la literatura», *International Journal of Morphology*, 35, 2 (2017), pp. 676-683.

Cavalieri E, *et al.*, «Catechol estrogen quinones as initiators of breast and other human cancers: implications for biomarkers of susceptibility and cancer prevention», *Biochim Biophys Acta*, 1766, 1 (2006), pp. 63-78.

Chalasani, N., *et al.*, «The diagnosis and management of NAFLD: Practice guidance from the American Association for the Study of Liver Diseases (AASLD)». *Hepatology*, 67, 1 (2018), pp. 328-357.

Chen, S., y Xu, J., «Effects of Bifidobacterium and Lactobacillus on NAFLD: A systematic review», *Foods*, 13, 18 (2023), p. 2992.

Cheng, H., Yang, W., Xu, H., *et al.*, «Microbiota metabolites affect sleep as drivers of brain-gut communication», *International Journal of Molecular Medicine*, 56, 3 (2025), pp. 1-14.

Cherukuri, H., *et al.*, «Demographics, clinical characteristics and management of herbicide poisoning in a tertiary care hospital», *Toxicol Int*, 21, 2 (2014), pp 209-213.

Chiu, S., *et al.*, «Effect of fructose on markers of non-alcoholic fatty liver disease (NAFLD): A systematic review and meta-analysis of controlled feeding trials», *European Journal of Clinical Nutrition*, 68, 4 (2014), pp. 416-423.

Chiu, S., Mulligan, K., y Schwarz, J.-M., «Dietary carbohydrates and fatty liver disease: de novo lipogénesis», *Current Opinion in Clinical Nutrition and Metabolic Care*, 21, 4 (2018), pp. 277-282.

Choi, J. M., *et al.*, «Association between anxiety and depression and nonalcoholic fatty liver disease», *Frontiers in Medicine*, 7 (2020).

Chung, M., *et al.*, «Fructose, high-fructose corn syrup, sucrose, and nonalcoholic fatty liver disease or indexes of liver health: A systematic review and meta-analysis», *American Journal of Clinical Nutrition*, 100, 3 (2014), pp. 833-849.

Clarke, S. F., *et al.*, «Exercise and associated dietary extremes impact on gut microbial diversity», *Gut*, 63, 12 (2014), pp. 1913-1920.

Cline, J. C., «Nutritional aspects of detoxification in clinical practice», *Alternative Therapies in Health and Medicine*, 21, 3 (2015), pp. 54-62.

Cofan Pujol, M., «Mecanismos básicos: absorción y excreción de colesterol y otros esteroles», *Clínica e Investigación en Arteriosclerosis*, 26, 1 (2013), pp. 41-47.

Cornelis, M. C., *et al.*, «Coffee, CYP1A2 genotype, and risk of myocardial infarction», *JAMA*, 295, 10 (2006), pp. 1135-1141.

Cotter, T. G., y Rhinella, M., «Nonalcoholic fatty liver disease

2020: the state of the disease», *Gastroenterology*, 158, 7 (2020), pp. 1851-1864.

Defarge, N., Spiroux de Vendômois, J., y Séralini, G.-E., «Toxicity of formulants and heavy metals in glyphosate-based herbicides and other pesticides», *Toxicology Reports*, 5 (2017), pp. 156-163.

DiNicolantonio, J. J., Subramonian, A. M., y O'Keefe, J. H., «Added fructose as a principal driver of non-alcoholic fatty liver disease: A public health crisis», *Open Heart*, 4, 2 (2017).

DiStefano, J. K., «Fructose-mediated effects on gene expression and epigenetic mechanisms associated with NAFLD pathogenesis», *Cellular and Molecular Life Sciences*, 77, 11 (2020), pp. 2079-2090.

Donovan, Micah G., Selmin, Ornella I., Romagnolo, Donato, «Aryl hydrocarbon receptor Diet and Breast Cancer Risk», *The Yale journal of biology and medicine*, 91, 2 (2008), pp. 105-127.

Dranoff, J. A., «Coffee as chemoprotectant in fatty liver disease: caffeine-dependent and caffeine-independent effects», *American Journal of Physiology-Gastrointestinal and Liver Physiology*, 324, 6, (2023), G419-G421.

Edmunds, K. M., *et al.*, «The effects of dietary phytoestrogens on aromatase activity in human endometrial stromal cells», *Reproduction Nutrition Development*, 45, 6 (2005), pp. 709-720.

Errico, T. L., *et al.*, «Mecanismos básicos: estructura, función y metabolismo de las lipoproteínas plasmáticas», *Clínica e Investigación en Arteriosclerosis*, 25, 2 (2013), pp. 49-59.

Ervin, S. M., *et al.*, «Gut microbial β-glucuronidases reactivate estrogens as revealed by comparative genomics and structural analysis», *The Journal of biological chemistry*, 294, 49 (2019), pp. 18586-18599.

Estaki, M., *et al.*, «Cardiorespiratory fitness as a predictor of intestinal microbial diversity and distinct metagenomic functions», *The FASEB Journal*, 30, 9 (2016), pp. 2755-2762.

Farizah Babu, A., *et al.*, «Positive Effects of Exercise Intervention without weight loss and dietary changes in NAFLD-Related

Clinical Parameters: A systematic review and meta-analysis», *Nutrients*, 13, 9 (2021), p. 3135.

Fassio, E., Dirchwolf, M., y Barreyro, F. J., «Guía de diagnóstico y tratamiento del hígado graso no alcohólico. Asociación Argentina para el Estudio de las Enfermedades del Hígado, año 2019», *Medicina (B. Aires)*, 80, 4 (2020), pp. 371-387.

Ferrell, J. M., «Circadian rhythms and inflammatory diseases of the liver and gut», *Liver Research*, 7, 3 (2023), pp 196-206.

Fine, K. D., y Schiller, L. R., «AGA technical review on the evaluation and management of chronic diarrea», *Gastroenterology*, 116, 6 (1999), pp. 1464-1486.

Franklin, M. R., y Yost, G. S., «Biotransformation: A balance between bioactivation and detoxification», *Principles of toxicology*, Cap 3 (2000), pp. 57-86.

Fuhrman, B. J., *et al.*, «Associations of the fecal microbiome with urinary estrogens and estrogen metabolites in postmenopausal women», *Journal of Clinical Endocrinology & Metabolism*, 99, 12 (2014), pp. 4632-4640.

Gambini, J., *et al.*, «Resveratrol: distribución, propiedades y perspectivas», *Revista Española de Geriatría y Gerontología*, 48, 2 (2013), pp. 79-88.

Ghisari, M., Long, M., y Bonefeld-Jorgensen, E. C., «Genetic polymorphisms in CYP1A1, CYP1B1 and COMT genes in Greenlandic Inuit and Europeans», *International Journal of Circumpolar Health*, 72 (2013), 21113.

Godfrey, M. E., Wojcik, D. P., y Krone, C. A., «Apolipoprotein E genotyping as a potential biomarker for mercury neurotoxicity», *Journal of Alzheimer's Disease*, 5, 3 (2003), pp. 189-195.

Goodpaster, B. H., y Sparks, L. M., «Metabolic flexibility in health and disease», *Cell Metabolism*, 25, 5 (2017), pp. 1027-1036.

Grundy, S. M., Stone, N. J., Bailey, A. L., *et al.*, «2018 AHA/ACC/AACVPR/AAPA/ABC/ACPM/ADA/AGS/APhA/ASPC/NLA/PCNA guideline on the management of blood colesterol», *Journal of the American College of Cardiology*, 73, 24 (2018), pp. 285-e350.

Grupo Consenso Mexicano NAFLD, «Consenso mexicano sobre la enfermedad hepática grasa no alcohólica», *Revista de Gastroenterología de México*, 84, Supl. 1 (2019), pp. 11-52.

Gugliucci, A., y Rodríguez-Mortera, R., «Fructosa, un factor clave modificable en la patogenia del síndrome metabólico, la esteatosis hepática y la obesidad», *Revista Médica del Uruguay*, 36, 4 (2020), pp. 204-233.

Ha, V., *et al.*, «Fructose-containing sugars, blood pressure, and cardiometabolic risk: A critical review», *Current Hypertension Reports*, 15, 4 (2013), pp. 281-297.

Hashida, R., *et al.*, «Aerobic vs. resistance exercise in non-alcoholic fatty liver disease: A systematic review», *Journal of Hepatology*, 66, 1 (2017), pp. 142-152.

Heaton, K. W., «The importance of keeping bile salts in their place», *Gut*, 10 (1969), pp. 857-863.

Hellström, P. M., *et al.*, «GLP-1 suppresses gastrointestinal motility and inhibits the migrating motor complex in healthy subjects and patients with irritable bowel síndrome», *Neurogastroenterology y Motility*, 20, 6 (2008), pp. 649-659.

Hernández-Rodas, M. C., *et al.*, «Enfermedad por Hígado graso no alcohólico y potenciales efectos de los β-glucanos en su tratamiento: revisión científica», *Revista Chilena de Nutrición*, 49, 1 (2022), pp. 100-109.

Hodges, R. E., y Minch, D. M., «Modulation of metabolic detoxification pathways using foods and food-derived components: A scientific review with clinical application», *Journal of Nutrition and Metabolism*, 2015, 06 (2015), 760689.

Huang, Q., *et al.*, «The Effectiveness of Curcumin, Resveratrol, and Silymarin on MASLD: A Systematic Review and Meta-Analysis», *Food science & nutrition*, 12, 12 (2024).

Jegatheesan, P., y De Bandt, J. P., «Fructose and NAFLD: The multifaceted aspects of fructose metabolism», *Nutrients*, 9, 3 (2017), p. 230.

Jensen, T., *et al.*, «Fructose and sugar: A major mediator of non-alcoholic fatty liver disease», *Journal of Hepatology*, 68, 5 (2018), pp. 1063-1075.

Jin, R., y Vos, M. B., «Fructose and liver function-Is this behind nonalcoholic liver disease?», *Current Opinion in Clinical Nutrition & Metabolic Care*, 18, 5 (2015), pp. 490-495.

Jin, S., Jiang, S., y Hu, A., «Association between obstructive sleep apnea and non-alcoholic fatty liver disease: A systematic review and meta-analysis», *Sleep and Breathing*, 22, 3 (2018), pp. 841-851.

Jówko, E., *et al.*, «SOD gene polymorphism and response of oxidative stress parameters in young wrestlers to a three-month training», *Free Radical Research*, 51, 5 (2017), pp. 506-516.

Juárez-Hernández, E., *et al.*, «Microbiota intestinal y enfermedad por hígado graso no alcohólico», *Revista de Investigación Clínica*, 74, 2 (2022), pp. 77-89.

Jung, I., *et al.*, «Autonomic imbalance increases the risk for non-alcoholic fatty liver disease», *Frontiers in Endocrinology*, 12 (2021).

Kang, D., *et al.*, «Perceived stress and nonalcoholic fatty liver disease in apparently healthy men and women», *Scientific Reports*, 10, 38 (2020).

Kanwal, F., Neuschwander-Tetri, B. A., Loomba, R., *et al.*, «Metabolic dysfunction-associated steatotic liver disease: Update and impact of new nomenclature on the American Association for the Study of Liver Diseases practice guidance on nonalcoholic fatty liver disease», *Hepatology*, 79, 5 (2024), pp. 1212-1219.

Kazeminasab, F., *et al.*, «Effects of probiotics and exercise training on liver function and metabolic profiles in patients with nonalcoholic fatty liver disease: A systematic review and meta-analysis», *Nutrition & Metabolism*, 21, 1 (2024).

Khan, S. I., *et al.*, «Potential utility of natural products as regulators of breast cancer-associated aromatase promoters», *Reproductive Biology and Endocrinology*, 9, 91 (2011).

Kriaa, A., *et al.*, «Microbial impact on cholesterol and bile acid metabolism: Current status and future prospects», *Journal of Lipid Research*, 60, 2 (2019), pp. 323-332.

Kwa, M., *et al.*, «The intestinal microbiome and estrogen receptor-positive female breast cancer», *Journal of the National Cancer Institute*, 108, 8 (2016).

Lamberts, M. P., Den Oudsten, B. L., Gerritsen, J. J. G. M., *et al.*, «Prospective multicentre cohort study of patient-reported outcomes after cholecystectomy for uncomplicated symptomatic cholecystolithiasis», *British Journal of Surgery*, 102, 11 (2015), pp. 1402-1409.

Lambertz, J., *et al.*, «Fructose: A dietary sugar in crosstalk with microbiota contributing to the development and progression of non-alcoholic liver disease», *Frontiers in Immunology*, 8 (2017), p. 1159.

Li, Y., *et al.*, «Chronic stress that changed intestinal permeability and induced inflammation was restored by estrogen», *International Journal of Molecular Sciences*, 24, 16 (2023).

Liew, S. C., y Gupta, E. D., «Methylenetetrahydrofolate reductase (MTHFR) C677T polymorphism: Epidemiology, metabolism and the associated diseases», *European Journal of Medical Genetics*, 58, 1 (2015), pp. 1-10.

Ling, Q., *et al.*, «Triglyceride-glucose index and risk of nonalcoholic fatty liver disease: Adose-response meta-analysis», *Frontiers in endocrinology*, 13 (2023).

Loza-Medrano, S., *et al.*, «Molecular alterations induced by fructose and its impact on metabolic diseases», *Revista Médica del Instituto Mexicano del Seguro Social*, 56, 5 (2019), pp. 491-504.

Luczynski, P., *et al.*, «Growing up in a bubble: Using germ-free animals to assess the influence of the gut microbiota on brain and behavior», *International Journal of Neuropsychopharmacology*, 19, 8 (2016), pp. 1457-1461.

Lukkunaprasit, T., *et al.*, «An updated meta-analysis of effects of curcumin on metabolic dysfunction-associated fatty liver disease based on available evidence from Iran and Thailand», *Sci Rep*, 13, 1 (2023).

Machado, M., Marques-Vidal, P., y Cortez-Pinto, H., «Hepatic histology in obese patients undergoing bariatric surgery», *Journal of Hepatology*, 45, 4 (2006), pp. 600-606.

Maier, L., Pruteanu, M., Kuhn, M., *et al.*, «Extensive impact of non-antibiotic drugs on human gut bacteria», *Nature*, 555 (2018), pp. 623-628.

Martel, J., *et al.*, «Anti-aging effects of probiotics and prebiotics in maintaining intestinal homeostasis», *Aging*, 11, 3 (2019), pp. 843-865.

Matejcic, M., *et al.*, «NAT1 and NAT2 genetic polymorphisms and environmental exposure as risk factors for oesophageal squamous cell carcinoma: A case-control study», *BMC Cancer*, 15 (2015), 150.

Matthew, M., *et al.*, «Aluminum and amyloid-β in familial Alzheimer's disease», *Journal of Alzheimer's Disease*, 73, 4 (2020), pp. 1627-1635.

Moctezuma-Velázquez, C., «Tratamiento actual de la enfermedad por hígado graso no alcohólico», *Revista de Gastroenterología de México*, 83, 2 (2018), pp. 125-133.

Moscatiello, S., *et al.*, «Cognitive-behavioral treatment of nonalcoholic fatty liver disease: a propensity score-adjusted observational study», *Obesity*, 19, 4 (2011), pp. 763-770.

Moyer, A. M., *et al.*, «Glutathione S-transferase P1: Gene sequence variation and functional genomic studies», *Cancer Research*, 68, 12 (2008), pp. 4791-4801.

Mundi, M. S., *et al.*, «Evolution of NAFLD and its management», *Nutrition in Clinical Practice*, 35, 1 (2020), pp. 72-84.

Muriel, P., López-Sánchez, P., y Ramos-Tovar, E., «Fructose and the liver», *International Journal of Molecular Sciences*, 22, 13 (2021).

Musso, G., *et al.*, «Association of obstructive sleep apnoea with the presence and severity of non-alcoholic fatty liver disease. A systematic review and meta-analysis: OSAS and NAFLD», *Obesity Reviews*, 14 (2013), pp. 417-431.

Muti, P., *et al.*, «Estrogen metabolism and risk of breast cancer: a prospective study of the 2:16alpha-hydroxyestrone ratio in premenopausal and postmenopausal women», *Epidemiology*, 11, 6 (2000), pp. 635-640.

Nettleton, J. E., Reimer, R. A., y Shearer, J., «Reshaping the gut microbiota: Impact of low calorie sweeteners and the link to insulin resistance», *Physiology y Behavior*, 164, Pt B (2016), pp. 488-493.

Neuschwander-Tetri, B. A., «Carbohydrate intake and nonalcoholic fatty liver disease», *Current Opinion in Clinical Nutrition & Metabolic Care*, 16, 4 (2013), pp. 446-452.

Ortiz-Lopez, N., *et al.*, «The immune response as a therapeutic target in non-alcoholic fatty liver disease», *Frontiers in Immunology*, 13 (2023).

Osuna-Padilla, I. A., *et al.*, «Carga ácida de la dieta; mecanismos y evidencia de sus repercusiones en la salud», *Nefrología*, 39, 4 (2019), pp. 343-354.

Ouyang, X., *et al.*, «Fructose consumption as a risk factor for non-alcoholic fatty liver disease», *Journal of Hepatology*, 48, 6 (2008), pp. 993-999.

Paik, J. M., *et al.*, «Changes in the global burden of chronic liver diseases from 2012 to 2017: The growing impact of NAFLD», *Hepatology*, 72, 5 (2020), pp. 1605-1616.

Pan, Y., *et al.*, «Probiotics, prebiotics, and synbiotics for non-alcoholic fatty liver disease: A systematic review and meta-analysis», *BMC Gastroenterology*, 24, artículo 283 (2024).

Pey, A. L., Megarity, C. F., y Timson, D. J., «NAD(P)H quinone oxidoreductase (NQO1): An enzyme which needs just enough mobility, in just the right places», *Bioscience Reports*, 39, 1 (2019), BSR20180459.

Plottel, C. S., y Blaser, M. J., «Microbiome and malignancy», *Cell Host y Microbe*, 10, 4 (2011), pp. 324-335.

Portincasa, P., Bonfrate, L., Khalil, M., *et al.*, «Intestinal barrier and permeability in health, obesity and NAFLD», *Biomedicines*, 10, 1 (2021).

Ramos, S., y Sultatos, L., «Flavonoid-induced alterations in cytochrome P450-dependent biotransformation of the organophosphorus insecticide parathion in the mouse», *Toxicology*, 131, 2-3 (1998), pp. 155-167.

Ratziu, V., Boursier, J., y AFEF Group for the Study of Liver Fibrosis, «Confirmatory biomarker diagnostic studies are not needed when transitioning from NAFLD to MASLD», *Journal of Hepatology*, 80, 2 (2024), pp. 51-52.

Ridlon, J. M., Kang, D. J., y Hylemon, P. B., «Bile salt biotransformations by human intestinal bacteria», *Journal of Lipid Research*, 47, 2 (2006), pp. 241-259.

Rinella, M. E., Lazarus, J. V., Ratziu, V., *et al.*, «A multisociety Delphi consensus statement on new fatty liver disease nomenclatura», *Annals of Hepatology*, 29, 1 (2024).

Riveros, M. J., Parada, A., y Pettinelli, P., «Fructose consumption and its health implications; fructose malabsorption and nonalcoholic fatty liver disease», *Nutrición Hospitalaria*, 29, 3 (2014), pp. 491-499.

Rodríguez Palomo, D., y Alfaro Benavides, A., «Actualización de la fisiología gástrica», *Medicina Legal de Costa Rica*, 27, 2 (2010), pp. 59-68.

Ruiz Quintero, M. A., y Navarro Pérez, J., «Etiopatogenia/fisiopatología de la enfermedad del hígado graso no alcohólico (NAFLD)», *Diabetes Práctica*, 14, Supl 5 (2023), pp. 1-8.

Saiz Ladera, C., *et al.*, «Actualización en la prescripción de inhibidores de la bomba de protones: Qué hacer y qué no hacer», *Medicina de Familia*, 47, 4 (2020), pp. 267-279.

Samuel, V. T., «Fructose induced lipogenesis: From sugar to fat to insulin resistance», *Trends in Endocrinology y Metabolism*, 22, 2 (2011), pp. 60-65.

Saviano, A., Candelli, M., Brigida, M., *et al.*, «How Shift Work Affects Our Gut Microbiota: Impact on Gastrointestinal Diseases», *Medicina*, 61, 6 (2025), p. 995.

Schwimmer, J. B., *et al.*, «Prevalence of fatty liver in children and adolescents», *Pediatrics*, 118, 4 (2006), pp. 1388-1393.

Simons, N., *et al.*, «Effects of fructose restriction on liver steatosis (FRUITLESS); a double-blind randomized controlled trial», *American Journal of Clinical Nutrition*, 113, 2 (2021), pp. 391-400.

Sonestedt, E., «Fermented foods, the gut microbiome, and health», *Current Opinion in Lipidology*, 27, 1 (2016), pp. 45-50.

Spruss, A., y Bergheim, I., «Dietary fructose and intestinal barrier: Potential risk factor in the pathogenesis of nonalcoholic fatty liver disease», *Journal of Nutritional Biochemistry*, 20, 9 (2009), pp. 657-662.

Staley, C., *et al.*, «Interaction of gut microbiota with bile acid metabolism and its influence on disease states», *Applied Microbiology and Biotechnology*, 101, 1 (2017), pp. 47-64.

Stryelkina, M., Nguyen, M., y Vincent, J. L., «The Interplay between Sleep Disorders and MASLD: A Mini Review», *Journal of Sleep Medicine and Disorders*, 9, 1 (2025), p. 1145.

Sylvetsky, A. C., *et al.*, «Consumption of low-calorie sweeteners among children and adults in the United States», *Journal of the Academy of Nutrition and Dietetics*, 117, 3 (2017), pp. 441-448.

Tacke, F., *et al.*, «EASL-EASD-EASO Clinical Practice Guidelines on the management of metabolic dysfunction-associated steatotic liver disease (MASLD)», *Journal of Hepatology*, 81, 3 (2024), pp. 492-542.

Tappy, L., y Lê, K.-A., «Does fructose consumption contribute to non-alcoholic fatty liver disease?», *Clinical Research in Hepatology and Gastroenterology*, 36, 6 (2012), pp. 554-560.

Targher, G., *et al.*, «NAFLDand increased risk if cardiovascular disease: clinical associations, pathopshysiological mechanisms and pharmacological implications», *Gut*, 69, 9 (2020), pp. 1691-1705.

Ter Horst, K. W., y Serlie, M. J., «Fructose consumption, lipogenesis, and non-alcoholic fatty liver disease», *Nutrients*, 9, 9 (2017), p. 981.

Tilg, H., y Moschen, A. R., «Microbiota and diabetes: An evolving relationship», *Gut*, 63, 9 (2014), pp. 1513-1521.

Trepó, E., y Valenti, L., «Update on NAFLD genetics: From new variants to clinic», *Journal of Hepatology*, 72, 6 (2020), pp. 1196-1209.

U.S. Food and Drug Administration (FDA), «Aprobación de Rezdiffra (resmetirom) para EHNA con fibrosis», 14 de marzo de 2024. [Nota de prensa.]

Van der Windt, D. J., *et al.*, «The effects of physical exercise on Fatty Liver Disease, *Gene expression*, 18, 2 (2018), pp. 89-101.

Van Hall, G., «Biochemistry of exercise-induced metabolic acidosis» *American Journal of Physiology - Regulatory, Integrative and Comparative Physiology*, 287, 3 (2004), pp. 502-516.

Verdelho Machado, M., «Circadian deregulation: Back facing the sun toward metabolic dysfunction-associated steatotic liver disease (MASLD) development», *Nutrients*, 16 (2024).

Walker, K., *et al.*, «Genetic polymorphism in N-acetyltransferase (NAT): Population distribution of NAT1 and NAT2 activity», *Journal of Toxicology and Environmental Health*, part B, 12, 5-6 (2009), pp. 440-472.

Walker, R. W., Dumke, K. A., y Goran, M. I., «Fructose content in popular beverages made with and without high-fructose corn syrup», *Nutrition*, 30, 7-8 (2014), pp. 928-935.

Walraven, J. M., *et al.*, «Structure/function evaluations of single nucleotide polymorphisms in human N-acetyltransferase 2», *Current Drug Metabolism*, 9, 6 (2008), pp. 471-486.

Wan, M., *et al.*, «Role of gut-brain axis dysregulation in the pathogenesis of non-alcoholic fatty liver disease: mechanisms and therapeutic implications», *American Journal of Translational Research*, 17, 5 (2025), pp. 3276-3292.

Wei, D., *et al.*, «USP14 governs CYP2E1 to promote nonalcoholic fatty liver disease through deubiquitination and stabilization of HSP90AA1», *Cell Death Dis*, 14, 8 (2023), p. 566.

White, C. M., y Lee, J., «Turmeric/curcumin extract for NAFLD: A systematic review», *Pharmacy Practice*, 17, 1 (2019), p.1350.

White, J. S., «Challenging the fructose hypothesis: New perspectives on fructose consumption and metabolism», *Advances in Nutrition*, 4, 2 (2013), pp. 246-256.

Wong, V. W., *et al.*, «Treatment of nonalcoholic steatohepatitis with probiotics», *Clinical Gastroenterology and Hepatology*, 11, 8 (2013), pp. 1097-1103.

Xiao, J., *et al.*, «Is fatty liver associated with depression? A meta-analysis and systematic review», *Frontiers in Medicine*, 8 (2021).

Xiaolong, Xing, *et al.*, «Combined effects of sleep timing and nighttime sleep duration on non-alcoholic fatty liver disease», *Preventive Medicine*, 187 (2024).

Younossi, Z. M., *et al.*, «Global epidemiology of nonalcoholic fatty liver disease-meta-analytic assessment of prevalence, incidence, and outcomes», *Hepatology*, 64, 1 (2016), pp. 73-84.

Yu, B., y Huang, Z., «Variations in antioxidant genes and male infertility», *BioMed Research International*, 2015 (2015), 513196.

Zago, L., *et al.*, «Análisis crítico del consumo de fructosa. Parte 2. Efectos metabólicos y traducción clínica del exceso de fructosa», *Actualización en Nutrición*, 18, 4 (2017), pp. 129-142.

Zanger, U. M., y Schwab, M., «Cytochrome P450 enzymes in drug metabolism: Regulation of gene expression, enzyme activities and impact of genetic variation», *Pharmacology & Therapeutics*, 138, 1 (2013), pp. 103-141.

Zelber-Sagi, S., Salomone, F., y Mlynarsky, L., «The Mediterranean dietary pattern as the diet of choice for non-alcoholic fatty liver disease: Evidence and plausible mechanisms», *Liver International*, 37, 7 (2017), pp. 936-949.

Zhou, X., *et al.*, «Efficacy of probiotics on NAFLD: A meta-analysis of RCTs», *Medicine (Baltimore)*, 102, 4 (2023).

Zong, G., *et al.*, «Association of sleep patterns and disorders with metabolic dysfunction-associated steatotic liver disease and liver fibrosis in contemporary American adults», *Annals of Hepatology*, 30, 2 (2025).